协和医生答疑丛书
荣获国家科学技术进步奖
中国医学科学院健康科普研究中心推荐读本

阴道炎

127个怎么办

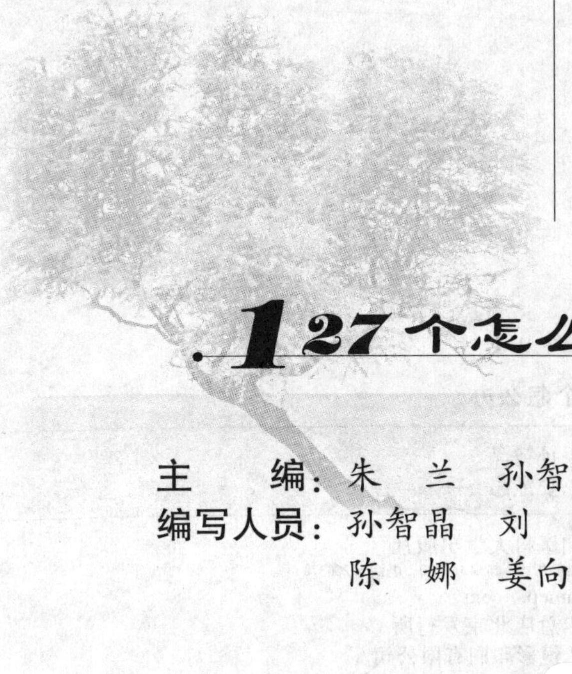

主　　编：朱　兰　孙智晶
编写人员：孙智晶　刘　瑛
　　　　　陈　娜　姜向阳

中国协和医科大学出版社

图书在版编目（CIP）数据

阴道炎127个怎么办/朱兰，孙智晶主编. —北京：中国协和医科大学出版社，2011.3
（协和医生答疑丛书）
ISBN 978－7－81136－459－0

Ⅰ. ①阴… Ⅱ. ①朱… ②孙… Ⅲ. ①阴道炎－诊疗－问答 Ⅳ. ①R711.31－44

中国版本图书馆CIP数据核字（2010）第226282号

协和医生答疑丛书

阴道炎127个怎么办

主　　编：朱　兰　孙智晶
责任编辑：吴桂梅　姜淑惠

出版发行：中国协和医科大学出版社
（北京东单三条九号　邮编100730　电话65260378）
网　　址：www.pumcp.com
经　　销：新华书店总店北京发行所
印　　刷：北京佳艺恒彩印刷有限公司

开　　本：700×1000毫米　1/16开
印　　张：5.5
字　　数：55千字
版　　次：2011年3月第一版　　2012年6月第二次印刷
定　　价：12.00元

ISBN 978－7－81136－459－0/R·459

前　言

阴道炎症十分常见，是妇科门诊最常见的就诊疾病，各个年龄阶段都可发病。此病虽不像癌症那样让人恐惧，但却经常困扰着许多女性朋友。在日常生活中，许多妇女羞于就医，自行治疗，使得阴道炎症久治不愈或反复发作，影响病人的生活质量。《协和医生答疑丛书——阴道炎127个怎么办》采用通俗易懂的语言，从妇女盆腔的解剖、阴道的生理、阴道炎症发病原因、临床表现、诊断及鉴别诊断、实验室检查、治疗原则、临床用药、预防等方面，深入浅出地介绍了相关的医学知识，紧密结合临床，通过一问一答的形式对阴道炎症诊治过程中遇到的各种问题给出了正确的答案，并重点告诉病人在治疗阴道炎症的各个环节遇到各种问题应该怎么办，使病人对其所患疾病有一个大体的了解，做到心中有数，以便更好的配合治疗，争取早日康复。

本书的内容一方面来自北京协和医院多年的妇科门诊诊治经验，另一方面查阅权威资料，关注该领域的新进展，对百姓关心的实际问题给予了专业权威的回答。希望此书能成为广大患者及基层医生的好帮手。

本书在编写过程中，力求全面准确，但因时间和水平有限，书中缺点和错误在所难免，敬请同道批评指正。

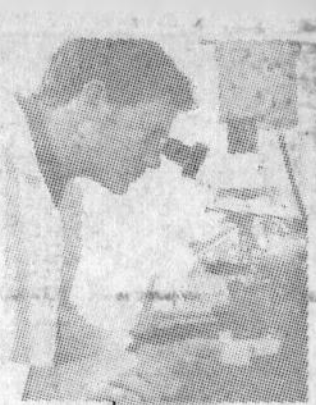

丛书序言

“协和”是中国医学的金字招牌，也是许多中国百姓心中最高医学水平的象征。正是如此，全国各地近些年如雨后春笋般地出现许许多多的“协和医院”。但医学界知道，“协和”有北京、武汉、福建三个老牌医院；对于北方的大多数人而言，“协和”特指北京协和医院和北京协和医学院。

“北京协和”联系着黄家驷、林巧稚、张孝骞、吴英恺、邓家栋、吴阶平、方圻等一位位医学泰斗，也联系着一代代“新协和人”的劳动创造。这里有科学至上、临床求真、高峰视野、学养博深等闪光品格，也有勤学深思、刻苦务实、作风严谨、勇于创新等优秀精神。

“协和医生答疑丛书”是协和名医智慧和经验的总结，由北京协和医学院和北京协和医院众多专家参与编写，体现了这些专家对疾病的认识和对患者的关怀，更重要的是展示了他们多年甚至是一生临床诊疗的丰富经验。

“协和医生答疑丛书”因为其科学性、权威性和实用性，获得中国科普图书最高奖——国家科学技术进步奖二等奖。协和专家长期从事专业工作，写作语言并不十分通

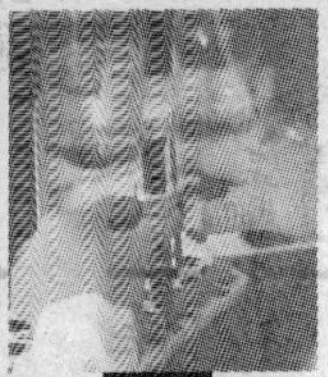

俗，也不够活泼，但这些在医学巅峰的医学专家写出了自己独特的经验和独到的见解，给读者尤其是患者提供了最科学最有效的建议。

几十年来，全国各地成千上万的患者为获得最好的治疗，辗转从基层医院到地市医院，再到省级医院，最后来到北京协和医院，形成“全国人民上协和”的独特景观。而协和专家也在不断总结全国各级医院的诊疗经验，掌握更多的信息，探索出更多的路径，使自己处于诊治疑难病的优势地位，所以“协和”又是卫生部指定的全国疑难病诊疗指导中心。

“协和医生答疑丛书”不是灵丹妙药，却能帮您正确认识身体和疾病，通过自己可以做到的手段，配合医生合理治疗，快速有效地康复。书中对疾病的认识和大量的经验总结，实为少见，尤为实用。

袁钟

中国医学科学院健康科普研究中心主任

2010年春

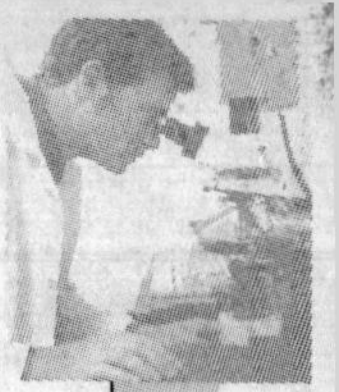

目　录

一、女性阴道的生理防御机制

二、滴虫性阴道炎

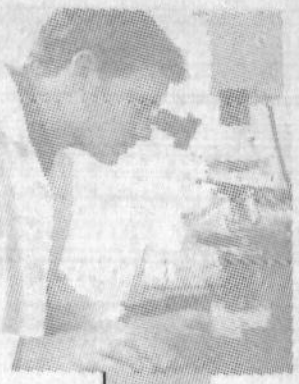

三、外阴阴道念珠菌病

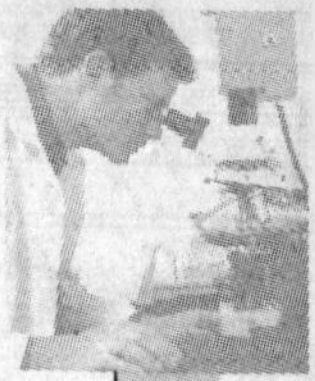

四、细菌性阴道病

五、老年性阴道炎

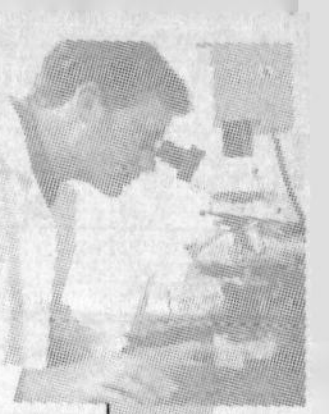

六、婴幼儿阴道炎与其他

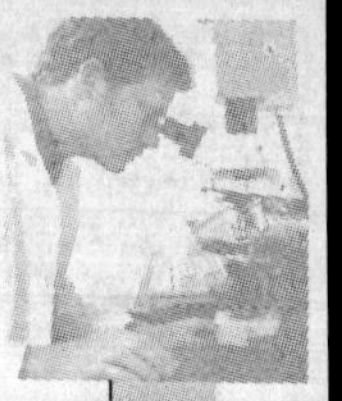

一、女性阴道的生理防御机制

1. 女性阴道解剖的特点是什么？

阴道是一个上宽下窄的管道，其上端连着子宫，是月经血排出及胎儿娩出的通道，其前与尿道及膀胱相邻，其后与肛门及直肠相连（图 1），局部温暖潮湿，容易受到污染，进而引起阴道炎及盆腔炎症，给许多女性朋友造成很多困扰。但是广大女性朋友也不必因此而感到恐慌，因为女性的生殖道对炎症有其自然防御功能，对于健康女性，只要注意外阴局部卫生，一般都很少受到阴道炎症的侵扰。

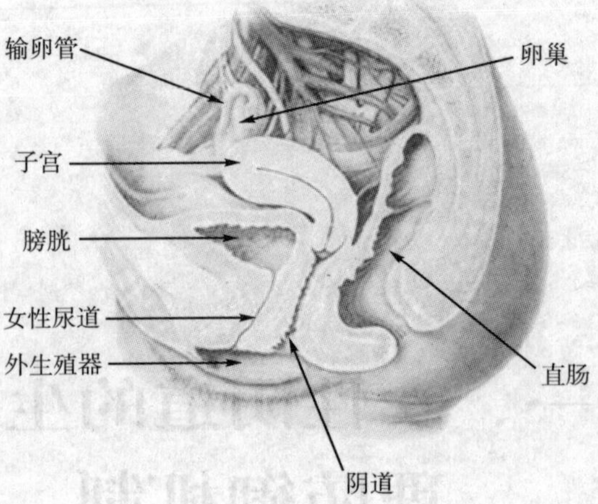

图1　女性内生殖器

2. 女性生殖道对炎症有自然防御功能吗？

女性生殖道的解剖、生理生化特点具有比较完善的自然防御功能，增强了对感染的防御。我们可以从6个方面来认识女性生殖道对炎症的自然防御功能：

（1）外阴：两侧的大阴唇自然合拢，掩盖阴道口和尿道口，防止外界微生物污染（图2）。

（2）阴道：由于盆底肌的作用，阴道口闭合，阴道前后壁紧贴，减少外界微生物的侵入；阴道分泌物中的黏蛋白可形成网状的非特异性物理屏障，防止微生物损伤阴道上皮细胞；阴道的自净作用可以抑制病原体的生长。

（3）子宫颈：宫颈内口紧闭，同时宫颈管能够分泌大量黏液形成胶冻状黏液栓，二者共同构成了防止上生殖道感染的机

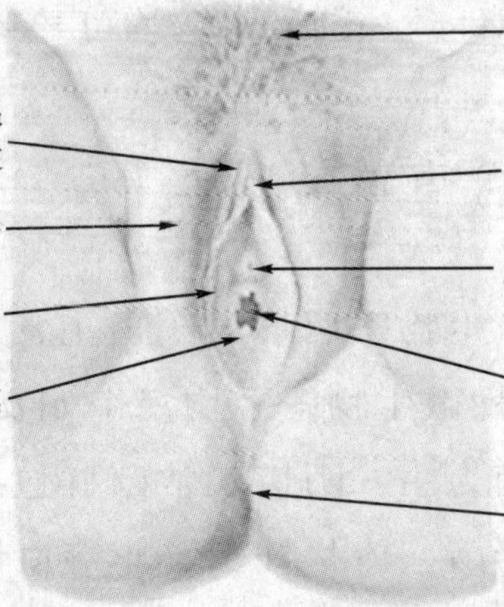

图2　女性外生殖器

械屏障；宫颈管黏膜形成了皱褶、嵴突或陷窝，从而增加了黏膜表面积；黏液中含有乳铁蛋白、溶菌酶，可抑制细菌侵入子宫内膜。

（4）子宫内膜：育龄妇女子宫内膜周期性剥脱，是消除宫腔感染的有利条件。此外，子宫内膜分泌液中也含有乳铁蛋白、溶菌酶，能够清除少量进入宫腔的病原体。

（5）输卵管：输卵管黏膜上皮细胞的纤毛向宫腔方向摆动以及输卵管的蠕动，均有利于阻止病原体的侵入。输卵管与子宫内膜分泌液一样，含有乳铁蛋白、溶菌酶，清除偶尔进入输卵管的病原体。

（6）生殖道的免疫系统：生殖道黏膜如宫颈和子宫聚集有不同数量的淋巴组织以及散在的淋巴细胞。此外，中性粒细胞、巨噬细胞、补体以及一些细胞因子均在局部有重要的免疫功能，它们共同发挥抗感染作用。

当自然防御功能遭到破坏，或机体免疫功能下降、内源性菌群发生变化或外源性致病菌侵入，均可导致炎症的发生。

3. 阴道是个有菌的环境吗？

正常阴道内有微生物寄居形成阴道正常菌群。正常妇女阴道中可分离出20余种微生物，平均每个妇女可分离出6~8种微生物，其中以细菌为主。阴道正常菌群包括：①革兰阳性需氧菌及厌氧菌：乳杆菌、棒状杆菌、非溶血性链球菌、肠球菌及表皮葡萄球菌；②革兰阴性需氧菌及兼性厌氧菌：加德纳菌、大肠埃希菌及摩根菌；③专性厌氧菌：消化球菌、消化链球菌、类杆菌、动弯杆菌、梭杆菌及普雷沃菌；④支原体及假丝酵母菌。

虽然正常阴道内有多种微生物存在，由于阴道与这些微生物之间形成生态平衡，通常情况下并不致病。当阴道生态平衡一旦被打破或外源病原体侵入时，即可导致阴道炎症的发生。

4. 什么是阴道的自净作用？

在生理情况下，体内分泌的雌激素使阴道上皮增生变厚并富含糖原，增加对病原体的抵抗力，而阴道内的优势菌——阴道乳酸杆菌可使糖原分解为乳酸，维持正常阴道的酸性环境（pH≤4.5，多在3.8~4.4），抑制其他病原体生长，称为阴道的自净作用。

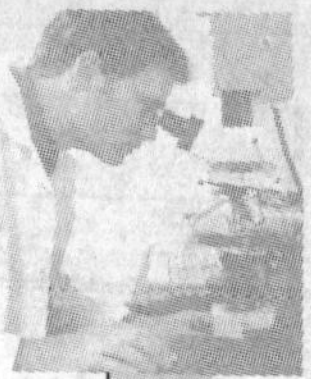

5. 阴道有酸碱度吗？

正常阴道为酸性环境（pH≤4.5，多在 3.8～4.4）。这是由于阴道上皮细胞含有丰富的糖原，可以被寄生的乳酸杆菌分解生成乳酸，在阴道内制造一个酸性环境，抑制了适合在碱性环境中生长的致病菌繁殖。

6. 阴道盥洗是好习惯吗？

不少人认为，只有勤洗阴道才不会患上阴道炎症，而且如果患上了阴道炎症，也要经常冲洗，其实这是一个很大的误区。

事实上，女性生殖系统有其自身防御功能，即阴道的自净作用，阴道乳杆菌使阴道内保持一定的酸度，可以防止病菌的繁殖。很多女性并不了解本身的这一生理特点，而把阴道冲洗作为一项局部清洁手段，最近的一些研究结果提示，阴道冲洗并不安全。据美国《医学论坛报》提供的数据，经常采用阴道冲洗会增加妇女感染沙眼衣原体的机会，每月接受冲洗 1～3 次及超过 4 次者的感染危险分别比未冲洗的妇女高 2.6 倍和 3.8 倍。如果对这种沙眼衣原体不加治疗，可能导致阴道炎、子宫内膜炎、盆腔炎等妇科疾病。因为阴道冲洗改变了阴道菌群，破坏了致病菌与保护菌之间的平衡。而且操作时若未消毒或消毒不严格，受污染的溶液进入体内，将会进一步加重感染。

有些女性患了生殖道感染后，医师有时会建议用阴道冲洗的方法，并给予一些治疗性药物外用洗液，以纠正阴道酸碱度，增加阴道抗菌能力，辅助治疗各类阴道疾病。但有些女性因为用完之后感觉较好，特别是炎症消失以后，便作为日常洗液继续使用，这种做法是错误的。因为治疗用洗液是针对当时的病情而选定的，如果局部感染已治愈，就应停止使用。长期使用药物性洗液，可破坏局部酸碱平衡，从而也降低了局部抵抗力，更易引发炎症。

对于健康女性，只要注意外阴局部卫生，如勤洗、勤换内裤，上公共厕所宜蹲不宜坐，排尿后用卫生纸将尿液擦干，并注意从前往后擦等，自然能达到“洁身自好”，不用冲洗阴道。

7. 女性会阴部如何清洗？洗得越勤越好吗？

阴部黏膜有便液存留，需要经常清洁。但并不是洗得越勤越好，过度的清洁会破坏黏膜表面的保护膜，使其变得干燥不适，乃至瘙痒。其实清洗的次数保持每天一次就可以了。而且在一般情况下不要对阴道内进行冲洗，对阴道内的冲洗可能会打破阴道内部的酸碱平衡，从而引起妇科炎症的发病。

清洗方式：最好采用淋浴，用温水冲洗，如果无淋浴条件，可以用盆代替，但要专盆专用。应先洗净双手，然后从前向后清洗外阴，再洗大、小阴唇，最后洗肛门周围及肛门。正常情况下不要进行阴道内清洗。如果阴道瘙痒，排尿时有烧灼的痛感，阴道分泌物异常，阴道中出现肿块、有异味，一定要去医院做检查。

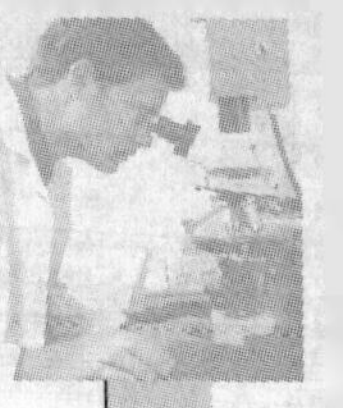

8. 阴道炎症很常见吗?

阴道炎症就像感冒一样常见，是妇科门诊最常见的就诊疾病，各个年龄阶段都可发病。因阴道前与尿道相邻，后与肛门相连，局部温暖潮湿，容易受到污染；生育年龄妇女性生活较频繁，同时也是分娩的必由之路，容易受到损伤和外界病原体的感染；绝经后妇女及婴幼儿雌激素水平低，局部的抵抗力下降，也容易发生感染。因此，各个年龄阶段的妇女都可受到阴道炎症的侵扰。任何炎症的发生，都是自身抵抗力与外界入侵微生物相互作用的结果。

9. 怎样的阴道分泌物才算正常?

女性阴道内常有少量分泌液，主要由阴道黏膜渗出物以及宫颈管、子宫内膜及输卵管腺体分泌物等组成，其他还包括大阴唇汗腺、大小阴唇皮脂腺、前庭大腺、尿道旁腺等分泌物，是生理性的生殖道排液，或称正常白带。正常白带呈蛋清样或白色糊状，无腥臭味，量少。白带形成与雌激素的作用有关，一般在排卵期及妊娠期增多，青春期及绝经后较少。当出现阴道炎、宫颈炎或生殖道癌变时，白带量显著增多，性状改变或伴有臭味。

10. 阴道分泌物有周期性改变吗?

阴道分泌物的主要成分是宫颈黏液，受卵巢分泌的激素控制，故会随激素水平的变化而产生周期性变化：排卵前雌激素水平升高，可见透明黏液状阴道分泌物；到达排卵期时，雌激素分泌达到高峰，宫颈黏液量也最多，韧性也最大，此时白带是稀薄、透明的拉丝状（细带状），有时拉得很长，可达十几厘米，此时妇女外阴部最潮湿，有一种滑腻感。排卵期这种宫颈黏液大量分泌可持续2～3天，也就是妇女感到潮湿的时候。排卵后，卵巢分泌黄体酮，它阻止宫颈黏液大量分泌，白带减少，外阴部也随之干燥，约经10天左右，月经就来潮。在月经前1～2天，白带又稍增多，但不如排卵期时透亮黏性大。由妇女白带少、多、少伴随产生的妇女外阴部干、湿、干的变化就是白带的周期性变化。

11. 阴道炎症有哪些表现?

当阴道生态环境改变和阴道免疫功能失衡，使正常阴道内的菌群失衡或感染致病病原体时，则易发生多种阴道炎症。阴道炎的种类繁多，可细分为：①滴虫性阴道炎；②假丝酵母菌阴道炎，即平素所说的念珠菌性阴道炎或真菌性阴道炎；③老年性阴道炎；④细菌性阴道病；⑤婴幼儿阴道炎；⑥病毒性阴道炎；⑦淋菌性阴道炎；⑧脱屑性阴道炎；⑨药物性阴道炎；⑩气体性阴道炎；⑪结核性阴道炎；⑫非特异性阴道炎；⑬阴道溃疡（急性和出血性）；⑭放射性阴道炎；⑮过敏性阴道炎等。阴道炎均有白带异常，外阴、阴道不适、瘙痒、疼痛，甚至影响性生活或出血等症状，所以医师应详细询问病史，仔细检查阴道，查明原因，分别予以治疗，才能奏效。各种阴道炎，

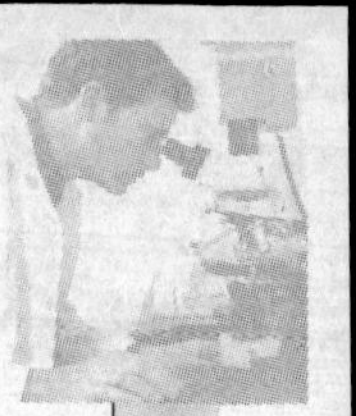

尤其育龄妇女患阴道炎与妇科疾病和手术、对围生期结局、母婴影响以及计划生育工作的开展等均有着十分密切的关系，因此，我们平素应重视阴道炎症的诊治。

12. 阴道炎治愈的标准是什么?

阴道炎治愈标准：①症状消失；②体征恢复正常；③病原体消失；④阴道清洁度恢复正常；⑤阴道 pH 恢复至正常范围。但是临床上经常因为缺乏阴道微生态平衡观念，治疗时阴道清洁度和阴道 pH 未达正常，阴道炎容易复发。若临床治疗或科研均以此为标准，则对提高阴道炎治疗效果和减少复发均有裨益。总之，阴道炎是女性各年龄段的常见病和多发病，在诊疗上应注意阴道的生理、微生态、免疫学等相关学科的研究，治疗上除选用针对病原体敏感、高效的药物外，同时应重视微生态平衡采用益菌制品，从微生态方面补充治疗，比单纯使用抗菌药物治疗各种阴道炎会更为有益。

13. 阴道炎平时应该如何预防?

为了减少阴道炎的发生，女性朋友应注意以下几点：

（1）尽量选择透气性好的棉质内裤，并且勤换，注意不要连续穿着连裤袜或紧身牛仔裤。

（2）保持外阴清洁，不滥用清洗剂；最好用清水清洗阴部，而不是各式各样的洗液；并且注意避免使用高温水烫洗外阴。

（3）保持外阴干燥，不要长时间应用卫生护垫。

（4）排便后擦拭的方向应由前至后，避免将肛门处的念珠菌带至阴道。

（5）注意洗浴用品及洁具的清洁，清洗外阴的毛巾和盆要单独分开。洗后的内裤要放在太阳下暴晒，不要晾置于卫生间内；在公共泳场、浴室都不要随便坐，公共马桶也不例外。

（6）不要滥用抗生素及激素，如有糖尿病应积极治疗，因其均会导致阴道正常菌群失调。

（7）尽量保持开朗心情，因为心理原因也会降低身体免疫力，使细菌乘虚而入。

（8）避免不洁性交。

（9）男性平时沐浴，应将包皮翻转，洗净包皮囊内的包皮垢，是预防女性炎症的最简单而又行之有效的办法。

14. 阴道炎治疗期间能有性生活吗？

在女性治疗阴道炎期间一定要避免性生活。有的阴道炎，如滴虫性阴道炎，会通过性生活传染，应该做到男女双方同治。

15. 没有性生活的未婚女性也会患阴道炎吗？

事实上，没有性生活的女性也会受到阴道炎的困扰，其原因有：

（1）阴道外连会阴，经常使用碱性肥皂或消毒剂清洁外阴，也可使阴道内菌群失调而患此病。

（2）可由经常穿紧裆、裹臀的三角内裤及高弹力紧身健美裤引起。这类裤子面料为化纤织物且密不透风，阴道分泌物和汗液不易散发，适宜厌氧菌繁殖而患病。

（3）月经期间，细菌可逆行进入阴道，月经期间机体抵抗力下降，不注意经期卫生、滥用不洁卫生纸，致使外阴受不洁卫生纸和月经棉塞污染，病菌乘机滋生进犯。

（4）过度清洗阴道，阴道内菌群失调而患病。

16. 阴道炎会传染吗？如何预防传染给家人？

阴道炎有真菌性阴道炎、细菌性阴道炎、滴虫性阴道炎、老年性阴道炎等类型，其中只有真菌性阴道炎和滴虫性阴道炎才会出现患者所担忧的阴道炎传染问题，一般的阴道炎类型是不会传染的。

滴虫性阴道炎及真菌性阴道炎主要能通过性交传播。此外，间接接触传染也是真菌性阴道炎及滴虫性阴道炎的一条传播途径。公共厕所的坐便器、浴盆、浴池坐椅、毛巾，使用不洁卫生纸，都可以造成传播，当被感染者外阴阴道的菌量达到一定数量时，即可发生霉菌性或是滴虫性外阴阴道炎。

为了避免阴道炎症传染给别人。平时应注意：

（1）洗浴用品及洁具的清洁，清洗外阴的毛巾和盆要单独分开。

（2）洗后的内裤要放在太阳下暴晒，不要晾置于卫生间内。

（3）公共泳场、浴室这样的地方都不要随便坐，公共马桶也不例外。

（4）避免不洁性交。阴道炎症治疗期间尽量避免性生活，若进行性生活需要使用避孕套。

17. 阴道炎为什么容易复发?

（1）用药不规范，治疗不彻底。一般阴道炎的治疗需要一定疗程，有部分阴道炎病人经治疗后由于阴部瘙痒症状得到缓解或消除而自己停止用药，结果使病菌受到抑制，而疾病尚未彻底治愈，当阴道的 pH 发生改变时，阴道炎病情就会再次复发。

（2）致病因素未去除，如滴虫性阴道炎往往通过性生活传播，如果有不洁的性生活史或性伴侣持续携带病原体，则患者很容易反复感染。有的是夫妻双方未同时接受治疗，女方通过性交将病原体传给丈夫，使丈夫成为带菌者，因男性生理结构异于女性，故无明显症状，如果仅女方治疗而男方不治疗，使病菌通过性生活在男女之间反复“传递”，导致女方阴道炎复发。

（3）人体自身就是某些真菌的携带者，若平时不注意卫生习惯，如排便后擦拭总是由肛门向尿道方向擦，则可能将某些病菌带入阴道，造成复发。

（4）不注意卫生，如内裤与袜子等其他衣物同时洗涤，使用卫生不标准的卫生巾或卫生纸，与别人共用洗浴盆等，造成病菌的交叉感染，导致复发。

（5）服用大剂量的抗生素或患糖尿病，会破坏阴道菌群间的制约关系，导致真菌生长旺盛，增加阴道念珠菌病的发病机会，若不停用抗生素或血糖未很好控制，也可以使女性反复发病。

因此，一旦患了阴道炎，为了防止复发，应遵从医嘱，按规定疗程用药，并去除致病因素，养成良好的卫生习惯，避免不洁性生活。

18. 阴道炎会影响怀孕吗?

阴道炎会导致阴道分泌物增多，影响精子的穿透能力，对妊娠有一定的影响，此外，炎性分泌物，影响精液质量、降低精子活力引起不孕；再者，病菌还能上行感染宫腔，引起子宫内膜、输卵管的炎症及输卵管粘连等疾病，使精卵结合受阻，引发不孕；在输卵管炎症未治愈的情况下怀孕，还易导致宫外孕。

因此，应该在阴道炎治愈后再准备怀孕。

二、滴虫性阴道炎

19. 什么是滴虫性阴道炎?

我们先来看一下有关滴虫性阴道炎的一些图片（图3、图4）：是阴道毛滴虫的结构示意图，图4是滴虫性阴道炎的宫颈分泌物以及草莓样宫颈。由阴道毛滴虫感染引起的阴道炎症称滴虫性阴道炎，是最常见的阴道炎症之一，其传染方式有直接传染和间接传染两种：直接传染是指经性交传播；间接传染是指经公共浴池、浴盆、浴巾、游泳池、厕所、衣物、器械及敷料等途径传播。滴虫属于厌氧寄生原虫，最适宜在温度25～40℃、pH值5.2～6.6的潮湿环境中繁殖，阴道毛滴虫通常隐藏在腺体及阴道皱襞中，适合寄生于缺氧的阴道内。pH 值在 5 以下或 7. 5 以上则不生长。因月经后阴道 pH 接近中性（pH5. 0 ~6. 5），故滴虫性阴道炎常于月经后发生。滴虫不仅寄生在阴道，还常侵入尿道、膀胱、肾盂以及男性的包皮皱褶、尿道或前列腺中，故女性患有滴虫性阴道炎时应该男女同治，否则会引起交叉感染，导致滴虫性阴道炎反复复发。

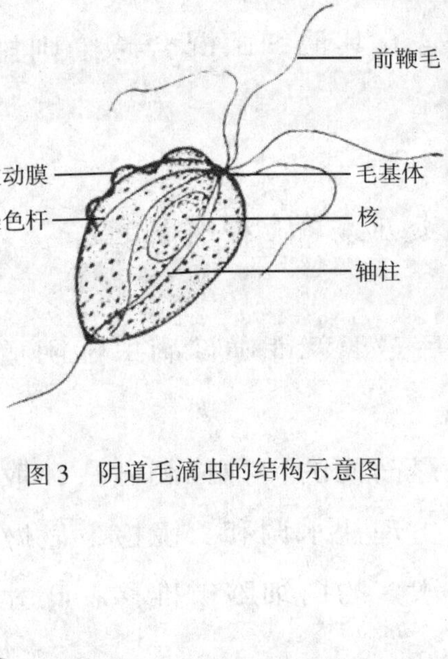

图 3　阴道毛滴虫的结构示意图

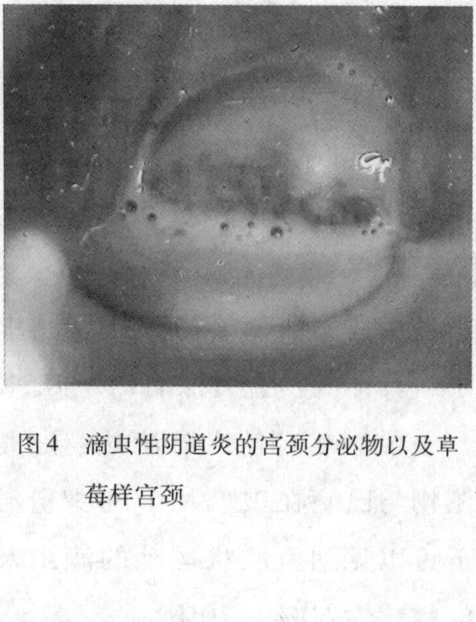

图 4　滴虫性阴道炎的宫颈分泌物以及草莓样宫颈

20. 滴虫性阴道炎有哪些表现？

滴虫性阴道炎主要表现为稀薄的泡沫白带增多及外阴瘙痒，伴有尿路感染时，有尿频、尿急、尿痛，或是血尿。若有其他细菌混合感染则排出物呈脓性，可有臭味。瘙痒部位主要为阴道口及外阴，间或有灼热、疼痛、性交痛等。若尿道口有感染，可有尿频、尿痛，有时可见血尿。阴道毛滴虫能吞噬精子，并能阻碍乳酸生成，影响精子在阴道内存活，进而导致不孕。检查时可见阴道黏膜充血，严重者有散在的出血斑点，后穹隆有多量白带，呈灰黄色、黄白色稀薄液体或为黄绿色脓性分泌物，常呈泡沫状。带虫者阴道黏膜可无异常表现。

21. 滴虫性阴道炎的白带特点是什么？

主要是稀薄的泡沫状白带。若有其他细菌混合感染则排出物呈脓性，可有臭味。

22. 得了滴虫性阴道炎应该做哪些检查？

当在阴道分泌物中找到滴虫后一般就能确诊滴虫性阴道炎了，具体的检查方法有以下几种：

（1）生理盐水悬滴法：这是最简便的一种检测方法，取分泌物与已滴在玻璃片上的少量温生理盐水调和、镜检，显微镜下可以见到呈波状运动的滴虫及增多的白细胞被推移。此方法的敏感性 60% ~70% 。

（2）培养法：对可疑患者，若多次悬滴法未能发现滴虫时，可取阴道分泌物送培养。此法准确性 98% 左右。要注意取分泌物 24 ~48 小时内避免性交、阴道灌洗或是局部用药，取分泌物时窥器不涂润滑剂，分泌物取出后应及时送检并注意保暖，否则滴虫活动力减弱，造成辨认困难。

（3）聚合酶链反应：目前聚合酶链反应（PCR）也可用于滴虫的诊断，敏感性 90% ，特异性 99. 8% 。

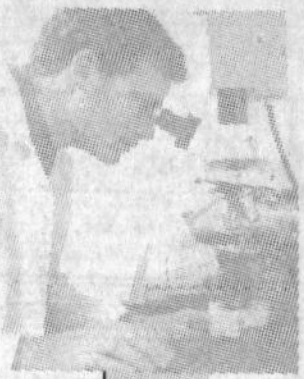

23. 阴道分泌物改变、外阴瘙痒，就一定是患有滴虫性阴道炎吗？

念珠菌性阴道炎及细菌性阴道炎病会出现阴道分泌物改变及外阴瘙痒的症状。所以，阴道分泌物增多、分泌物性质改变以及外阴瘙痒并不是滴虫性阴道炎所特有的表现。

念珠菌性阴道炎主要症状也是白带增多，外阴瘙痒，但是，念珠菌性阴道炎白带增多为水样或脓样，夹杂着乳酪样或豆腐渣样物。直接镜检可作出明确的诊断。

细菌性阴道病表现为非化脓性灰白色黏稠分泌物，并且阴道分泌物有鱼腥味，就诊时行胺实验检查结果呈阳性；此外行镜检可以看到分泌物中有线索细胞。

24. 滴虫性阴道炎传播途径有哪些？

主要传播途径为经性交直接传染，也可经公共浴池、浴巾、厕所马桶、游泳池、内衣、污染的器械、敷料等间接传染。

25. 滴虫性阴道炎是性病吗？

性传播疾病（sexually transmitted diseases，STD）是指可经性行为或是类似性行为传播的一组传染病。性传播疾病与传统性病（venereal diseases，VD）明显不同，传统性病包括梅毒、淋病、软下疳、淋病性淋巴肉芽肿及腹股沟淋巴肉芽肿五大性病，而性传播疾病包括了性行为作为主要传播途径以及可经性行为传播的疾病，涉及8类病原体引起的20余种疾病，其中包括阴道毛滴虫感染引起的滴虫性阴道炎。也就是说，滴虫性阴道炎可以通过性行为传播，归属为性传播疾病，但是并不属于传统性病的范畴。

26. 女性为什么会得滴虫性阴道炎？什么样的女性易得滴虫性阴道炎？

对于滴虫，任何人都有可能通过性交传播或是间接接触被感染，而那些阴道酸碱度有改变或免疫力低下的人群则更易于感染。感染滴虫后患者能自愈者极少，即使治愈，还可以下次再感染。公共场所的传播也成为重要的传播途径。例如，公共浴池的坐椅或公共厕所的坐便器、公共浴池的盆塘、消毒不严的游泳池、借穿他人内裤、租用泳衣等，都可能造成滴虫的传播。另外，家庭成员间互用洗浴盆、医源性交叉感染，也是导致滴虫间接传播的原因。

27. 如何诊断滴虫性阴道炎？

根据阴道黏膜明显充血，并有出血点，阴道内有大量白带，呈黄白色、灰黄色稀薄泡沫样液体或为黄绿色脓性分泌物，可以初步诊断滴虫性阴道炎。

依靠以下辅助检查能够得到确诊：

（1）分泌物悬滴法找到滴虫即可确诊，阳性率可达80%

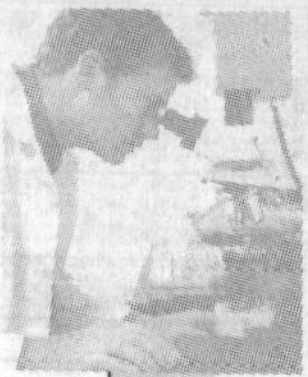

~90%。

（2）对可疑者，若多次悬滴法未能发现滴虫，可用培养法，其准确率可达98%。

28. 得了滴虫性阴道炎会阴特别痒，应该怎么办？

切勿抓痒，及时就医，根除病因。有外阴瘙痒等症状时，可用温水清洗外阴或是外阴洗剂坐浴，切勿抓痒，以免外阴皮肤黏膜破损，继发感染。

29. 滴虫性阴道炎症与日常饮食有关系吗？得了滴虫性阴道炎吃什么食物比较好？

中医认为“内调外护”才能保证女性健康、减少妇科疾病：饮食上，少吃高脂肪高热量的食物，多吃些西红柿、西瓜、黄瓜、大豆、蔬菜等清淡的食物。在良好的心情、合理的膳食结构下可增加身体对外来细菌、病毒的抵抗力，减少妇科感染和疾病的发生。

得了滴虫性阴道炎后，忌辛辣食物，常见的辣椒、胡椒、咖喱等辛辣食物和羊肉、狗肉、桂圆等热性食物要少吃，它们能助火生炎加重症状；忌吃海产品，虾、蟹、贝等海产品及甜腻食物会增加白带分泌从而加重瘙痒。可多吃上述清淡的食物。

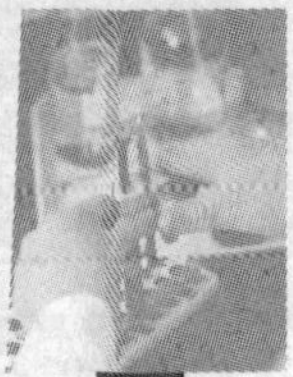

30. 得了滴虫性阴道炎如不治疗会自己好吗？

滴虫性阴道炎是很少自愈的，滴虫性阴道炎并非是症状消失就能认定为痊愈的，由于滴虫性阴道炎在月经后比较容易复发，所以说还是要警惕的。而且在治疗的基础上，日常生活中的注意事项也是必可不少的，如性生活要使用避孕套、洗澡要用淋浴等。

31. 得了滴虫性阴道炎有哪些不良后果？

滴虫性阴道炎不仅会导致患者自身白带增多和外阴瘙痒的症状出现，还可通过性生活直接传染性伴侣，以至于间接影响生育，由此可见应引起重视。

滴虫性阴道炎会引起稀薄的泡沫状阴道分泌物增多及严重的外阴瘙痒，若有其他细菌混合感染则排出物呈脓性，可有臭味，瘙痒部位主要为阴道口及外阴，间或有灼热、疼痛、性交痛等。严重时还会发生滴虫性尿道炎、膀胱炎，甚至上行感染导致肾盂肾炎，继而出现尿频、尿急、尿痛和腰痛等症状。这些症状都会给患者带来不同程度的各种痛苦，再加上其可以造成传染以及间接影响生育，所以得了滴虫性阴道炎应及时就医。

32. 得了滴虫性阴道炎还会影响生育功能吗？

滴虫感染时，阴道的 pH 一般为 5.0 ~ 6.0，而正常阴道的

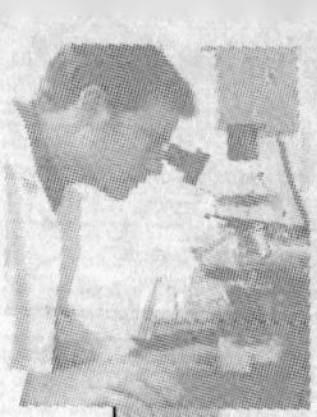

pH 应为 4.2～5.0，所以阴道内环境酸碱度的改变会影响精子的活力。

另外，滴虫能够吞噬精子，且患滴虫性阴道炎时，阴道内脓性分泌物大量增多，分泌物中含有大量的白细胞，这些都会妨碍精子的成活使精子数量减少，活动度又不好，影响精子的穿透能力，就很有可能引起不孕。当然，感染滴虫性阴道炎所导致的生育功能受损是可逆的，大多数人在滴虫感染治愈后，生育能力也可以得到恢复。所以患有滴虫性阴道炎，一定要及时、规范、彻底治疗。

33. 应该在哪些方面预防滴虫性阴道炎？

（1）清洗个人内裤要用单独的盆具。患者的内裤及毛巾要煮沸消毒。

（2）提倡淋浴，少用盆浴。毛滴虫在外界环境中有很强的生存能力，而40℃左右的浴池温度正是毛滴虫最适合生长的温度，因此，经常洗盆浴很容易造成交叉感染。家中的浴盆使用后也要清洗干净，排便时尽量不使用公共厕所的坐式马桶，不借穿他人的内裤、泳衣，不到消毒不好的游泳池去游泳。

（3）注意性生活。配偶感染滴虫时要减少甚至最好不进行性生活。性生活时要使用避孕套。

（4）同时治疗性伴侣。

（5）女性朋友基本每年都会进行妇科检查，一定要注意在医院用过的检查器械是经过严格消毒的，检查台上的消毒巾，必须每人一块，不能使用前一位患者用过的消毒巾或是中单。

34. 滴虫性阴道炎的治疗原则是什么?

(1) 尽量采用全身用药，单独局部用药疗效不如全身用药。

(2) 全身用药同时或联合阴道用药前，用1%乳酸或0.5%醋酸溶液冲洗阴道，可减少阴道分泌物，并减轻瘙痒症状。

(3) 为保证疗效，应同时治疗性伴侣，治疗期间应避免性生活或是采用避孕套。

(4) 妊娠期（尤其是初始3个月内）可否使用甲硝唑全身治疗目前尚有争议。哺乳期可使用甲硝唑全身或是局部治疗，但用药期间及用药后24小时内不宜哺乳。

(5) 滴虫性阴道炎常于月经后复发，故应在每次月经后复查白带，3次检查均为阴性，方为治愈。

35. 如何治疗滴虫性阴道炎?

(1) 全身用药：初次治疗推荐甲硝唑2g，单次口服；或替硝唑2g，单次口服。也可选用甲硝唑400mg，每日2次，连服7天为1疗程；或替硝唑500mg，每日2次，连服7天。女性患者口服药物的治愈率为82%～89%，若性伴侣同时治疗，治愈率达95%。两种方法治愈率相近，但后者剂量较大，可出现恶心、呕吐等药物反应。因该病主要由性行为传播，故性伴侣应同时治疗，性伴侣治疗方法相同。治疗期间禁止性生活。

(2) 阴道局部用药：不能耐受口服药物或不适于全身用药者，可选择阴道局部用药。单独局部用药效果不如全身用药好，局部用药有效率≤50%。虽然局部用药症状缓解相对较快，但不易彻底杀灭滴虫，停药后易复发。方法：将甲硝唑阴道泡腾片（200mg）或替硝唑阴道泡腾片（200mg）置于阴道内，每晚1次，7日为1疗程。

36. 滴虫性阴道炎的治愈标准是什么？

治愈标准：①症状消失；②体征恢复正常；③病原体消失；④阴道清洁度恢复正常；⑤阴道pH恢复至正常范围。

37. 如何保证滴虫性阴道炎治愈？

滴虫性阴道炎是妇女常见的传染病，是由于感染阴道毛滴虫而患病。其自身特点：毛滴虫除了生存在阴道中，还可以寄生于男性的尿道、包皮皱褶及前列腺内，滴虫性阴道炎常于月经后复发，故应在用药一个疗程之后，待月经干净继续开始第二个疗程，连用7天，以巩固疗效。每次月经干净后应去医院复查白带，3次检查均未找到病原体，才能确定疾病治愈。

因此，治疗滴虫性阴道炎一定要有耐心，不可随便停药，避免功亏一篑，必须经过实验室检查确定。

38. 妊娠期滴虫性阴道炎应该如何治疗？

妊娠期滴虫性阴道炎是否应用甲硝唑治疗尚存在争议。曾认为甲硝唑可能有致畸作用，妊娠期禁用。最近美国的一些随机对照研究显示，人类妊娠期应用甲硝唑并未增加胎儿畸形率。由于妊娠期滴虫性阴道炎可致胎膜早破、早产，美国疾病控制中心认为，对有症状的孕妇需进行治疗，推荐甲硝唑2g，单次剂量口服。国内的药物学仍将甲硝唑作为妊娠期禁用药物。

39. 哺乳期滴虫性阴道炎应该如何治疗？

哺乳期妇女可用甲硝唑2.0g，单剂量口服或局部阴道内用药，但是应该注意用药期间及用药后24小时内停止哺乳。

40. 滴虫性阴道炎可以用高锰酸钾洗外阴吗？

使用高锰酸钾水溶液坐浴治疗阴道炎也应按不同情况分别对待。对于由葡萄球菌、链球菌、大肠杆菌和变形杆菌等细菌感染引起的阴道炎和滴虫性阴道炎，都可以用高锰酸钾水溶液坐浴作为辅助治疗。因为这些病原微生物不适宜在酸性环境中生长，容易被高锰酸钾杀灭。而念珠菌性阴道炎（也就是霉菌性阴道炎）主要是由念珠菌引起，这种念珠菌平时可在阴道中寄生。当机体抵抗力降低或长期大量应用广谱抗生素等药物时，念珠菌会因菌群紊乱而迅速繁殖，从而导致阴道炎的发生。如此类阴道炎用高锰酸钾治疗，非但不能抑制霉菌繁殖，有时甚至会加重病情。

由此可见，妇女使用高锰酸钾应当慎重，最好在医生指导下使用，不要一发现外阴或阴道发炎，就马上用高锰酸钾水溶液坐浴，而是应当确诊属于哪种类型的阴道炎。此外，也不要长期使用高锰酸钾，以免阴道里的菌群紊乱。使用高锰酸钾还应注意，由于高锰酸钾放出氧的速度慢，浸泡时间一定要达到5分钟才能杀死细菌。配制水溶液要用凉开水，热水会使其分解失效。配制好的水溶液通常只能保存2小时左右，当溶液变成褐紫色时则失去消毒作用，所以最好能随用随配。

41. 患有滴虫性阴道炎后，除了药物治疗之外我们还能采取些什么措施？

（1）不去公共游泳池和浴池。因为这些场所消毒不一定严格和彻底，可能会有不洁细菌感染加重症状；此外，患病后也要注意不要因此而感染他人。

（2）注意卫生，每日均要清洗外阴并更换内裤。与外阴接触的内裤或毛巾等均应煮沸消毒，避免感染家庭其他成员，尤其是儿童。

（3）避免盆浴。患病期间最好淋浴。

（4）切忌抓挠。抓挠不仅会导致外阴皮肤及黏膜破损，甚至可以继发感染。此时，可使用含有冰片等止痒成分在内的中药外阴洗剂或是高锰酸钾溶液坐浴，减轻瘙痒症状。

（5）停止性生活或性生活时使用避孕套；同时性伴侣应去医院治疗。

（6）饮食注意避免辛辣食物、甜腻食品或海产品，这些食物都有可能会增加白带分泌、加重瘙痒症状。

42. 女性患有滴虫性阴道炎，性伴侣会感染吗？

有时男性伴侣无症状但是病原携带者，应该检查男方是否有生殖器滴虫病，前列腺液有无滴虫，若为阳性，男方需同时治疗。并且双方在治疗期间必须避免性生活，以免反复交叉感染。此外，为了避免重复感染，夫妻双方的内裤及洗涤用毛巾，应煮沸 5 ~ 10 分钟以消灭病原体。

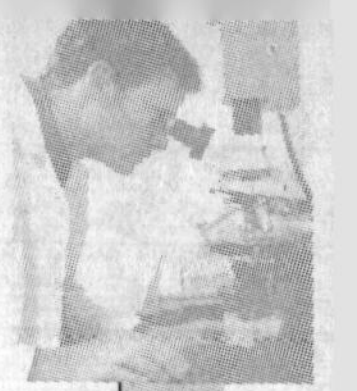

三、外阴阴道念珠菌病

43. 什么是外阴阴道念珠菌病?

外阴阴道假丝念珠菌病（VVC）是由念珠菌引起的一种常见多发的外阴阴道炎症性疾病，曾被称为念珠菌性阴道炎或霉菌性阴道炎。念珠菌是一种真菌，通常引起阴道炎的是念珠菌中的白色念珠菌。此菌呈卵圆形，有芽胞及细胞发芽伸长而形成的假菌丝（图5）。念珠菌对热的抵抗力不强，加热至60℃1小时后即可死亡。但对干燥、日光、紫外线及化学制剂等抵抗力较强。

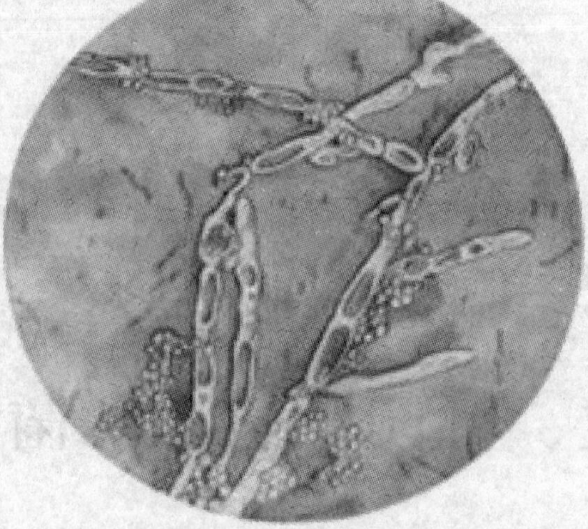

图5　白色念珠菌

44. 外阴阴道念珠菌病很常见吗?

近年来，外阴阴道假丝酵母菌病呈逐年增长趋势，大约有75%的妇女在其一生中至少有1次阴道念珠菌感染，半数人经历过1次复发。

45. 女性为什么会得外阴阴道念珠菌病?

白色念珠菌为条件致病菌，10%～20%的非怀孕妇女及30%的孕妇阴道中有此菌寄生，但菌量极少，并不引起症状。只有当全身及阴道局部免疫能力下降，尤其是局部细胞免疫力下降，白色念珠菌大量繁殖，才会引发阴道炎症状。

46. 什么样的女性易得外阴阴道念珠菌病?

妊娠女性，糖尿病、大量应用免疫抑制剂及广谱抗生素的女性，以及服用含高剂量雌激素避孕药、长期穿紧身化纤内裤及肥胖等的女性易得念珠菌病。

47. 外阴阴道念珠菌病为什么容易复发?

外阴阴道念珠菌病容易复发的原因有以下几方面：

（1）部分病人经治疗后外阴瘙痒症状得到缓解或消除而自己停止用药，结果仅是念珠菌受到抑制，疾病尚未彻底治愈，当月经前后阴道酸碱度发生改变时，念珠菌性阴道炎再次复发。

（2）夫妻双方未同时接受治疗，女方患有念珠菌性阴道炎，通过性交将病原体传给丈夫，使丈夫成为带菌者，约10%的男性可发生念珠菌性龟头炎或龟头包皮炎，但大多数男性无明显症状，只是带菌者。如果仅女方治疗，性生活时就可被丈夫再次感染，使念珠菌在夫妻双方之间反复传递，因而导致念珠菌性阴道炎反复发作。

（3）人体自身可以是念珠菌的携带者，如存在于肠道中的念珠菌，不注意会很容易感染到阴道，从而引起真菌性阴道炎，如果平时有不良的卫生习惯，排便后擦拭方法不当，就有可能将肠道中的念珠菌带入阴道，造成念珠菌性阴道炎而反复发作。

（4）经常或长期使用抗生素，反复破坏阴道菌群间的制约关系，导致念珠菌生长旺盛，对于此类病人，在服用抗生素的同时或应用抗生素治疗后，应给予抗念珠菌药物进行预防则很有意义。

（5）糖尿病患者未经积极治疗，也是念珠菌性阴道炎反复发作的原因。

（6）不注意卫生，内裤与袜子同时洗涤。如果患有足癣，而足癣的致病菌恰好是白色念珠菌，那么，就会造成自身传染。此外，使用卫生标准不合格的卫生巾或与别人共用洗浴盆具等，也有可能造成念珠菌性阴道炎感染和发作。

48. 如何防止念珠菌性阴道炎杀个“回马枪”？

针对复发高危因素，为防止念珠菌性阴道炎复发，应做到：

（1）正规治疗念珠菌性阴道炎，做到彻底治愈。

（2）夫妻双方同时治疗。

（3）养成良好的卫生习惯。

（4）避免滥用抗生素。

（5）糖尿病患者应积极调整血糖。

（6）平时要注意卫生，积极锻炼身体，均衡饮食等。

49. 外阴阴道念珠菌病是否会影响生育？

念珠菌性阴道炎使阴道内的正常环境受到破坏，炎性细胞可吞噬精子，并使精子活动力减弱，白色念珠菌有凝集精子的作用，以及炎症发生时的性交痛和性欲减退等，均可影响怀孕。

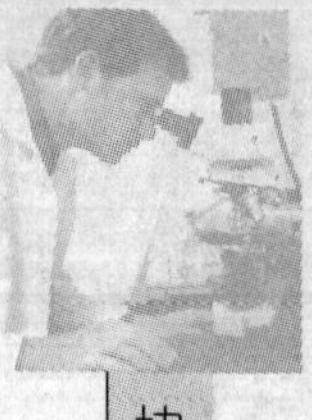

此种不孕经积极治疗后可很快恢复正常。因此，念珠菌性阴道炎若不能得到及时的治疗，有可能影响女性受孕。所以，若患者发现自身有念珠菌性阴道炎症状，要及时到正规医院进行治疗。

50. 外阴阴道念珠菌病反复发作会发展为癌症吗？

念珠菌性阴道炎具有容易反复发作的特点，有些患者担心念珠菌性阴道炎反复发作会引起所谓的“阴道癌”或“宫颈癌”。而从病因上看，阴道癌变或宫颈癌变，多是由人乳头瘤状病毒感染引起，而外阴阴道念珠菌病是由白色念珠菌引起，因此，外阴阴道念珠菌病不会发展为癌症。

51. 外阴阴道念珠菌病的传播途径有哪些？

外阴阴道念珠菌病的传播途径有内源性和外源性两种。

内源性：①糖尿病：患糖尿病后，体内糖代谢紊乱，血糖升高，阴道上皮细胞内糖原含量增加，使阴道内酸度增加，念珠菌易于生长繁殖；②妊娠期雌激素水平升高，阴道上皮细胞产生糖原增加，阴道酸度增加，有利于念珠菌生长；③月经前期阴道 pH 降低，有利于念珠菌生长而发病；④长期使用抗生素，抑制乳酸杆菌的生长，阴道乳酸杆菌减少，失去对阴道内一些寄生菌生长的抑制作用，导致菌群失调而发病。

外源性：①性生活；②在没有经过严格消毒的盆池、桑拿洗浴中心洗浴，或到不符合卫生标准的游泳池内游泳而发感染；③与有念珠菌性阴道炎患者共用被褥、混洗衣裤及共用洗外阴的盆、毛巾等而感染。

外阴阴道念珠菌病的主要传播途径是内源性传染，平时寄生于阴道、口腔、肠道的假丝酵母菌一旦条件适宜即可引起感染。少部分患者可通过性交直接传染，极少数患者可能通过接触感染的衣物间接传染。

52. 外阴阴道念珠菌病有哪些表现？

念珠菌性阴道炎的典型症状是外阴瘙痒，且瘙痒时轻时重，时发时止，严重时坐卧不宁，寝食难安，炎症较重时还可能出现排尿痛、性交痛等。白带增多是本病的另一主要症状，白带一般很稠，呈豆腐渣样。

53. 外阴阴道念珠菌病的典型白带有什么特点？

典型的念珠菌性阴道炎的白带呈豆腐渣样或乳凝块状（图6)。

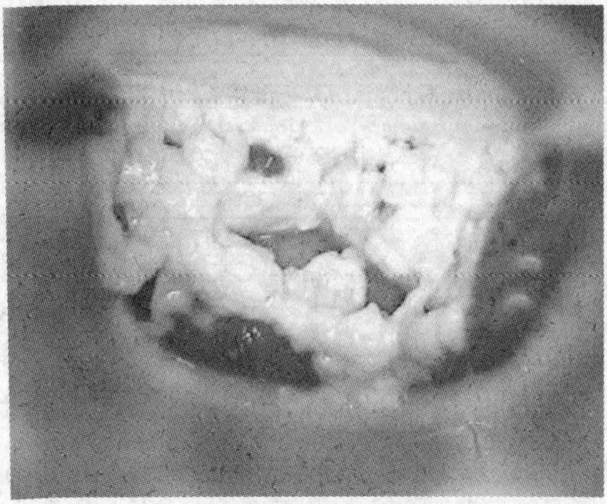

图6　念珠菌性阴道炎的分泌物

54．什么是阴道豆腐渣样分泌物？有阴道豆腐渣样分泌物就是得了念珠菌性阴道炎吗？

所谓阴道豆腐渣样分泌物即阴道分泌物白色稠厚，呈豆腐渣样或乳酪样。阴道豆腐渣样分泌物是念珠菌性阴道炎的典型表现，出现阴道豆腐渣样分泌物伴有阴道瘙痒的患者，高度提示念珠菌性阴道炎的可能，应及时到医院就诊。

55．如何应对外阴阴道念珠菌病的外阴瘙痒？

外阴阴道念珠菌病外阴瘙痒应避免过度搔抓、摩擦、热水洗烫等方式止痒，以免造成皮肤黏膜损伤造成继发感染。可用温水冲洗或浸泡20分钟，注意不用热水，可缓解瘙痒。亦可每天用2%～4%小苏打液冲洗阴道和清洗外阴1～2次，以造成不利于念珠菌生存的碱性环境，从而缓解外阴瘙痒。若瘙痒严重，应及时到正规医院就诊，寻求诊治。

56. 如何诊断外阴阴道念珠菌病？

外阴阴道念珠菌病的诊断标准包括：①外阴奇痒，白带呈白色稠厚豆腐渣样；②阴道黏膜红肿，严重的形成浅溃疡；③阴道分泌物中找到白色念珠菌。可取少许阴道分泌物，放于10% KOH或生理盐水玻片上，混匀后在显微镜下找到菌丝，即可确诊。用10% KOH可溶解其他细胞成分，检出率高于生理盐水，阳性率为70%～80%。若有症状而多次镜检为阴性，可用培养法进行培养而确诊。

57. 什么是复杂性外阴阴道念珠菌病？

复杂性外阴阴道念珠菌病包括复发性外阴阴道念珠菌病、重度外阴阴道念珠菌病、妊娠期外阴阴道念珠菌病、非白念珠菌所致的外阴阴道念珠菌病，或宿主为未控制的糖尿病、免疫抑制、免疫低下者。重度外阴阴道念珠菌病是指临床症状严重，外阴或阴道皮肤黏膜有破损，按外阴阴道念珠菌病评分标准（表1），评分≥7分为重度外阴阴道念珠菌病。复发性外阴阴道念珠菌病是指妇女患外阴阴道念珠菌病后经过治疗，临床症状和体征消失，真菌学检查阴性后，又出现症状，且真菌检查阳

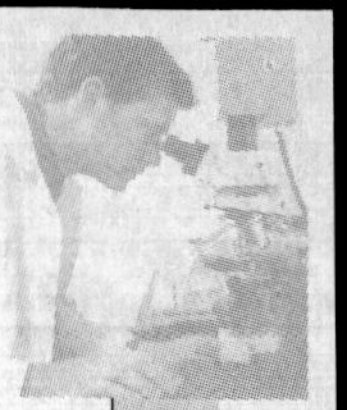

性，1 年内发作 4 次或以上者。

表 1　外阴阴道念珠菌病的评分标准

项目	评分 0	1	2	3
瘙痒	无	偶有发作，可被忽略	能引起重视	持续发作，坐立不安
疼痛	无	轻	中	重
充血、水肿	无	<1/3 阴道充血	1/3～2/3 阴道壁充血	>2/3 阴道壁充血抓痕、皲裂、糜烂
分泌物量	无	较正常稍多	量多，无溢出	量多，有溢出

58. 得了外阴阴道念珠菌病如不治疗会自己好吗？

得了念珠菌性阴道炎后如不治疗症状会加重，或者一时症状好转后又加重。建议患念珠菌性阴道炎后，应积极到正规医院就诊，寻求正规治疗。

59. 得了外阴阴道念珠菌病如何选择会阴洗剂？

患念珠菌性阴道炎后，不应自行购买会阴洗剂进行治疗。应到正规医院就诊，在医生建议下与其他治疗方法配合使用。不建议患者自觉有阴道炎症后就从市场上购买洗剂清洗，一时缓解症状，却埋下了不易治愈或反复复发的隐患，而且自行清洗后再到医院就诊，也给医生的及时准确诊断带来麻烦。

60. 外阴阴道念珠菌病可以用高锰酸钾洗外阴吗？

念珠菌平时可在阴道中寄生。当机体抵抗力降低或长期大量应用广谱抗生素等药物时，念珠菌会因菌群紊乱而迅速繁殖，从而导致阴道炎的发生。如此类阴道炎用高锰酸钾治疗，非但不能抑制念珠菌繁殖，有时甚至会加重病情。对念珠菌性阴道炎，可用碱性溶液，如2% ~4%碳酸氢钠溶液冲洗外阴及阴道作为辅助治疗，以造成不利于念珠菌生存的碱性环境。

61. 外阴阴道念珠菌病的治疗原则是什么？

治疗原则包括：

（1）去除易感因素及致发病的基础疾病，如控制糖尿病，改用低雌激素的避孕药。

（2）规范化应用抗真菌药物。首次发作或首次就诊是规范化治疗的关键时期。

（3）性伴侣无需常规治疗。但复发性外阴阴道念珠菌病患者的性伴侣应及时检查，必要时给予治疗。

（4）不主张阴道冲洗。

（5）急性期间避免性生活。

（6）同时治疗其他性传播疾病。

（7）强调治疗的个体化。

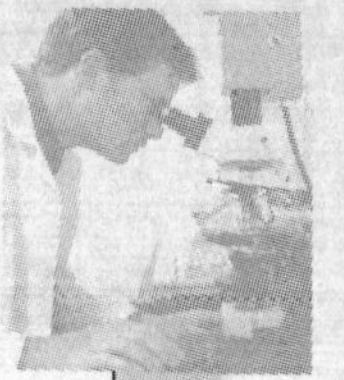

（8）长期口服抗真菌药物应注意监测肝、肾功能及其他有关副作用。

62. 外阴阴道念珠菌病治愈标准是什么？

患念珠菌性阴道炎后一定要到正规医疗机构明确诊断，对症下药。要坚持治疗，定期复查，不怕麻烦。患者经过药物治疗后，症状会很快改善或消失，但这只是念珠菌暂时受到了抑制。患者千万不要就此停药，而是应该遵照医师嘱咐，完成治疗疗程（月经期可以暂停用药）。一般在单纯性外阴阴道念珠菌病治疗后 7～14 天和下一次月经后进行随访，两次分泌物真菌学检查阴性为治愈。对于复发性念珠菌病需要在治疗后 7～14 天、1 个月、3 个月、6 个月各随访 1 次。

63. 如何治疗单纯性外阴阴道念珠菌病？

（1）阴道用药：局部用药可选择下列药物放于阴道内：①咪康唑栓剂（商品名达克宁栓），每晚 1 粒（200mg），连用 7 日；或每晚 1 粒（400mg），连用 3 日；②克霉唑栓剂，每晚 1 粒（150mg）塞入阴道深部，连用 7 日；或每日早、晚各 1 粒（150mg），连用 3 日；或 1 粒（500mg），单次用药；③制霉菌素栓剂，每晚 1 粒（10 万 U），连用 10～14 日。

（2）口服用药：念珠菌可以通过性生活在夫妻间相互传染，口服药可以抑制肠道念珠菌，故可口服用药对夫妻进行治疗。氟康唑（商品名：大扶康）口服：150mg，顿服。或伊曲康唑口

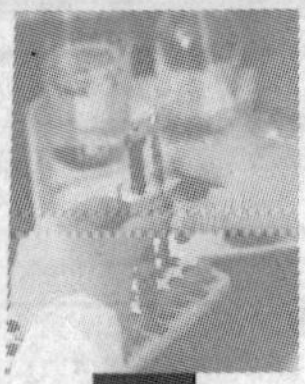

服：200mg，每日1次，连用3～5日；或400mg分2次早、晚饭后服用，仅服1天。

（3）外用药膏：使用克霉唑软膏或达克宁软膏外涂，可以治疗念珠菌感染引起的外阴炎，减轻外阴痒痛的症状。每日外涂数次，应用2周。

对单纯性外阴阴道念珠菌病选择以上局部用药或全身用药疗效相似，一般用药后2～3日症状减轻或消失，有效率80%～90%。

64. 如何治疗复杂性外阴阴道念珠菌病?

关于复杂性外阴阴道念珠菌病的治疗，选择的药物基本同单纯性外阴阴道念珠菌病，无论局部用药或全身用药，均应适当延长治疗时间。复杂性外阴阴道念珠菌病按其类别不同，治疗可参考以下方案：

（1）重度外阴阴道念珠菌病：首选口服用药，症状严重者，局部应用低浓度糖皮质激素软膏或唑类霜剂。

1）口服用药：①伊曲康唑200mg，早晚各1粒，共2天；②氟康唑150mg，顿服，3天后重复1次。

2）阴道用药：在治疗单纯性外阴阴道念珠菌病方案基础上，延长疗程。

（2）妊娠合并外阴阴道念珠菌病：早期妊娠时应权衡利弊慎用药物。可选择对胎儿无害的唑类药物，以阴道用药为宜，而不选用口服抗真菌药物治疗。具体方案同单纯性外阴阴道念珠菌病。

（3）复发性外阴阴道念珠菌病：治疗原则包括强化治疗和巩固治疗。根据分泌物培养和药物敏感试验选择药物。在强化治疗达到真菌学治愈后，给予巩固治疗半年。

强化治疗可在口服或局部用药方案中任选一种，具体方案如下：

1）口服用药：①伊曲康唑200mg，早晚各1粒，共2～3天；②氟康唑150mg，顿服，3天后重复1次。

2）阴道用药：①咪康唑栓400mg，每晚1次，共6天；②咪康唑栓200mg，每晚1次，共7～14天；③克霉唑栓500mg，3天后重复1次；④克霉唑栓100mg，每晚1次，共7～14天。

巩固治疗：鉴于目前国内、外没有成熟的方案，下列方案仅供参考。

1）口服用药：小剂量、长疗程达6个月。

2）阴道药物：①咪康唑栓400mg，1次/天，每月用3～6天，共6个月；②克霉唑栓500mg，1次/月，共6个月。

65. 外阴阴道念珠菌病与日常饮食有关系吗？

总体来说，念珠菌性阴道炎症与日常饮食关系不大。但是对于有糖尿病、免疫力低下或者妊娠期女性，过食含糖量高的食物，可能导致阴道上皮细胞内糖原积聚，经乳杆菌作用生成更多乳酸，使阴道内酸性明显增高，从而为白色念珠菌的生长、出芽、黏附提供有利的条件。

66. 患外阴阴道念珠菌病后饮食有什么注意？

（1）忌辛辣食品。辛辣食品多食易生燥热，出现月经前后外阴痒痛等症状，从而使本病症状加重。

（2）忌海鲜发物。带鱼、虾、蟹等腥膻之品会助长湿热，食后能使外阴瘙痒加重，不利于炎症的消退，故应忌食。

（3）忌甜腻食物。油腻食物，如猪油，奶油，牛油等，高糖食物，如巧克力，甜点心等，这些食物能增加阴道酸度，有利于念珠菌的生长，影响治疗效果。

（4）忌烟酒。阴道炎治疗期间，宜禁烟酒。

（5）宜多食用含维生素 B 丰富的食物，如小麦、高粱、芡实、蜂蜜、豆腐、鸡肉、韭菜、牛奶等；宜多食水果和新鲜蔬菜。

（6）可多喝酸奶，特别是有活性嗜酸乳酸杆菌的酸奶，有助于抑制类酵母菌。

67. 为什么妊娠期容易患外阴阴道念珠菌病？

（1）妊娠期雌激素明显升高，使阴道黏膜充血、水肿及通透性增加，加之宫颈管腺体分泌也明显增加，导致白带增多。

（2）高雌激素水平使阴道上皮细胞内糖原积聚，经乳杆菌作用生成更多乳酸，使阴道内酸性明显增高。高糖原含量的阴道环境为白色念珠菌的生长、出芽、黏附提供了丰富的能量。

（3）雌激素通过复杂的机制增强阴道上皮对念珠菌附着的

亲和力。

（4）妊娠后免疫力下降，易诱发本病。

（5）妊娠期白带增多，使外阴湿度增加，利于真菌繁殖。

68. 妊娠期患外阴阴道念珠菌病为什么一定要治疗？

原因如下：

（1）妊娠期治疗外阴阴道念珠菌病可降低阴道内念珠菌的寄生率。

（2）可以降低念珠菌感染所致流产、早产、胎膜早破及宫内感染、生后感染，也减少产褥感染，改善母亲预后。

（3）减少新生儿真菌感染。

69. 妊娠期外阴阴道念珠菌病如何治疗？

妊娠期外阴阴道念珠菌病的治疗原则：治疗时必须考虑的首要问题是药物对胎儿有无损害；治疗以局部用药为主，不予全身用药；仅限于有症状和体征的孕妇。

妊娠期外阴阴道念珠菌病的局部治疗不宜使用药物阴道冲洗，可在局部清洗后，于外阴及阴道口涂凯妮汀霜或达克宁霜，每日2～3次。然后将栓剂用手指塞入阴道，避免使用送药器。妊娠期宜选用克霉唑片500mg，美国食品和药物管理局（FDA）药物安全性为B类，孕妇使用安全。睡前放阴道内1片，3天后重复，连续使用2～3次。临床治愈率为84%左右。

70. 哺乳期患外阴阴道念珠菌病应该如何治疗？

哺乳期间，若患外阴阴道念珠菌病，为防止药物经乳汁分泌进入婴幼儿体内，可采用阴道内置药治疗。可选用克霉唑片500 mg睡前放阴道内1片，3天后重复，可连续使用2～3次。

71. 外阴阴道念珠菌病治疗期间可否同房及同房指导？

外阴阴道念珠菌病治疗期间，应尽量减少同房次数。外阴阴道念珠菌病可在性伴之间交叉传染，因此，治疗期间如果有性生活，应该坚持使用避孕套，同时性伴侣可以采取适当的治疗措施。

72. 外阴阴道念珠菌病性伴是否需要同时治疗？

约15%的男性与女性念珠菌性阴道炎患者接触后患有龟头炎，对于有症状的男性应进行白色念珠菌检查及治疗，并应在医生指导下口服抗真菌的药物来预防女性重复感染。

73. 患外阴阴道念珠菌病后性伴如何治疗？

具体用药方法可采用口服用药（较易为男方接受），如氟康唑（商品名：大扶康）口服：一次 150mg，顿服。或伊曲康唑口服：每次服 200mg，每日 1 次，连用 3～5 日；或 400mg 分 2 次早、晚饭后服用，仅服 1 天。

74. 如何预防外阴阴道念珠菌病？

正常人体自身就是念珠菌的携带者，念珠菌作为人体的共生菌，只有在一定条件下才可能致病。因此只要消除可能引起真菌性阴道炎的致病条件，就能达到预防目的。

（1）锻炼身体，均衡饮食，不过食含糖量高的食品。

（2）养成良好的卫生习惯：如厕前也应该洗手；不滥用不洁卫生纸；排便后擦拭外阴时宜从前向后擦；每日清洗外阴，换洗内裤并放于通风处晾干；盆具、毛巾专用；内裤与袜子不同盆洗涤。

（3）合理穿衣：不穿化纤内裤，不穿紧身透气差的衣裤；不借穿他人内衣、内裤及泳装。

（4）使用公共厕所时尽量避免坐式马桶；提倡淋浴，不洗盆浴；浴后不直接坐在浴室坐椅上；不在消毒不严的泳池内游泳。

（5）不过度讲究卫生：因为阴道内环境呈弱酸性，又有许多菌群共同存在，菌群间的相互制约作用能抑制某种菌属过度增长而致病，这是人体的一种自然防御系统。清洗阴道无疑破坏了阴道的弱酸环境和菌属间的相互制约关系，使阴道上皮的抗病力下降，引起念珠菌或其他细菌所致的阴道炎。

（6）不滥用抗生素：长期大量应用抗生素会破坏阴道细菌间的制约关系，使念珠菌失去抑制过多生长而致病。

（7）积极治疗糖尿病：糖尿病患者平时可用苏打水清洗外阴，提高阴道 pH 值，抑制念珠菌生长。

（8）药物避孕的妇女如果反复发生念珠菌性阴道炎，应停用避孕药，改用其他方法避孕。

四、细菌性阴道病

75. 什么是细菌性阴道病？

细菌性阴道病为阴道内正常菌群失调所致的一种混合感染。阴道内以加特纳杆菌等多种微生物增加为主，大量的厌氧菌取代了正常的乳酸杆菌，致使阴道内菌群失调所致的女性下生殖道感染性疾病。细菌性阴道病见于中青年育龄妇女，发病率高，其发病人数远多于阴道滴虫及真菌感染（图7、图8）。

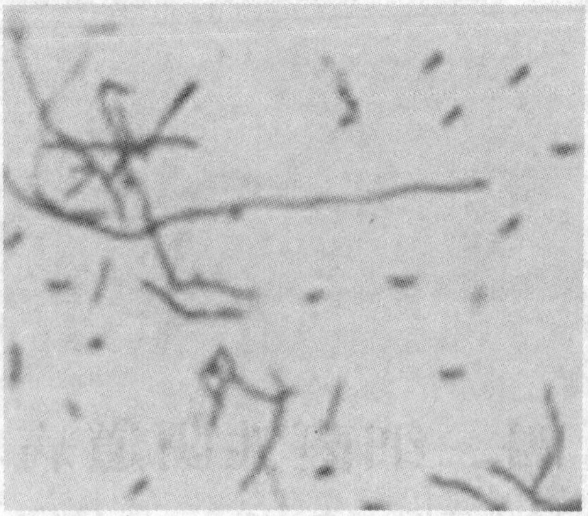

图7　阴道加特纳杆菌

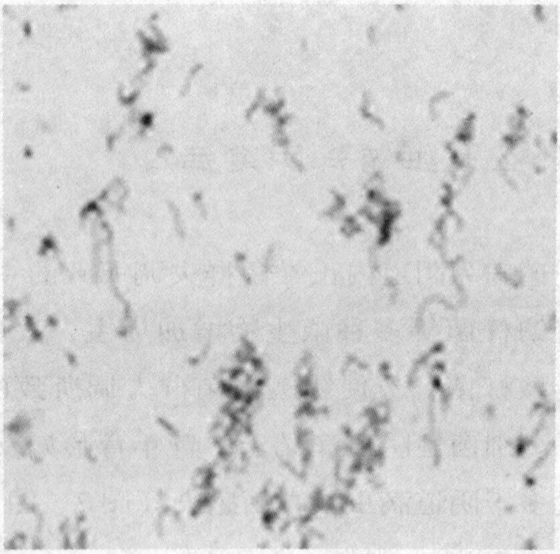

图8　阴道乳酸杆菌

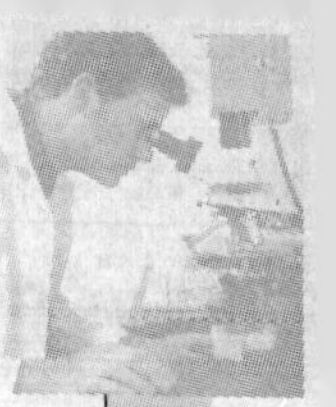

76. 女性为什么会得细菌性阴道炎？

目前，细菌性阴道炎的发病机制仍不清楚，可能与多个性伴侣、频繁性交或阴道灌洗使阴道碱化有关。碱性环境不利于乳酸杆菌的黏附和生长，而利于加德纳菌等厌氧菌的生长，从而引发细菌性阴道病。

77. 什么样的女性易得细菌性阴道炎？

细菌性阴道炎的发病机制仍不清楚，因此，考虑多个性伴侣者，不洁性交史者，性伴侣卫生条件差者；合并滴虫、念珠菌感染者；患有糖尿病或长期用抗生素、激素造成自身抵抗力降低者以及经常做阴道灌洗者易得细菌性阴道炎。

78. 细菌性阴道病反复发作会发展为癌症吗？

细菌性阴道病具有容易反复发作的特点，细菌性阴道病反复发作亦不会发展为“阴道癌变”或“宫颈癌变”。同样的，从病因上分析，阴道癌变或宫颈癌变，多是由人乳头瘤病毒感染引起，而细菌性阴道病是由加特纳杆菌等多重厌氧菌引起，因此，细菌性阴道病不会发展为癌症。

79. 细菌性阴道病的病因是什么？

细菌性阴道病非单一致病菌所引起，而是多种致病菌共同作用的结果。阴道内的常住菌有乳酸杆菌、表皮葡萄球菌、大肠埃希菌、加特纳杆菌、棒状杆菌、B族链球菌、类链球菌、支原体、白色念珠菌、消化球菌及类杆菌等，厌氧菌与需氧菌之比为5∶1。其中乳酸杆菌是阴道正常菌群中最重要的、数量最多的常住菌，占95%以上，它分解阴道黏膜上皮细胞内的糖原产生乳酸，使阴道保持酸性环境，有利于阴道的自净作用。目前认为，阴道内常住菌群是处于一个动态平衡过程，不同微生物之间存在相互拮抗、相互依存的共生关系，对维持阴道的自净至关重要。一旦某种原因破坏了阴道的微生态环境致使优势菌乳酸杆菌减少，而加特纳菌、厌氧菌大量繁殖，黏附于阴道上皮细胞，使上皮细胞脱落，阴道分泌物增多可导致细菌性阴道病。除此之外，细菌性阴道病患者阴道分泌物中可检出动弯杆菌属、梭杆菌及人型支原体等，故细菌性阴道病又称多种微生物症候群。

80. 细菌性阴道病的临床表现有哪些？

本病多见于性活跃妇女，临床症状轻微，主要表现为白带轻度到中度增多，有鱼腥臭味，是患者就诊的主要症状。部分患者可伴轻度外阴瘙痒及烧灼感，通常无全身症状。

81. 细菌性阴道病的典型白带有什么特点？

细菌性阴道病的典型白带呈灰色稀薄液状，质地均匀，常伴难闻的鱼腥臭及腐臭味。用窥器检查可见阴道内典型的白带

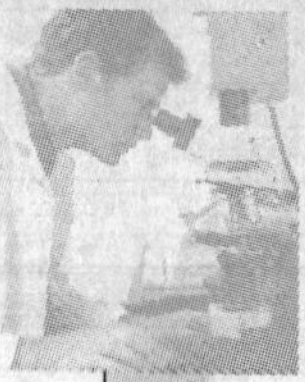

附于阴道侧壁（如牛奶倾入阴道），分泌物很容易从阴道黏膜上擦掉，阴道黏膜无充血、无红斑等炎症改变。

82. 如何应对细菌性阴道病的外阴瘙痒？

细菌性阴道病外阴瘙痒同样应避免过度搔抓、摩擦、热水洗烫等方式止痒，以免造成皮肤黏膜损伤造成继发感染。可用温水冲洗或浸泡20分钟，缓解瘙痒。亦可每天用0.1%的高锰酸钾溶液坐浴1~2次，以杀灭引起细菌性阴道炎的菌群，从而缓解外阴瘙痒。若瘙痒严重，应及时到正规医院就诊，寻求诊治。

83. 如何诊断细菌性阴道病？

下列4项中具备3项或3项以上即可确诊，其中线索细胞阳性为必备条件。①白带增多和（或）白带腥臭；②阴道pH>4.7；③线索细胞阳性；④胺试验阳性。

84. 什么是线索细胞？

线索细胞是指阴道脱落上皮细胞上黏附大量加特纳杆菌等厌氧菌的一种形态表现，细胞边缘由于细菌覆盖变得模糊不清，或呈锯齿状。阴道分泌物中出现大量线索细胞是细菌性阴道病的一种预示。

85. 诊断细菌性阴道病的辅助检查有哪些？

（1）阴道分泌物pH值：健康妇女阴道分泌物pH值通常在

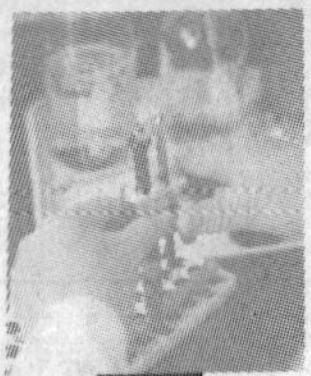

3.8～4.4之间，性状匀质无味，透明或白色，用窥器妇检见阴道分泌物不会堆积成堆。涂片有大量的G^+乳酸杆菌，阴道上皮细胞边界清晰。而细菌性阴道病的患者阴道分泌物pH值常>4.5。

（2）胺试验：阴道分泌物中加入1滴10%氢氧化钾溶液，可闻到特殊鱼腥臭味。

（3）细菌学检查：取分泌物涂片革兰染色，湿标本镜检有线索细胞，阴道上皮细胞上覆盖很多细菌，多为球杆状细菌，为革兰阴性和染色不定的短小杆菌，也有革兰阳性球菌，但缺乏典型的革兰阳性乳杆菌。

（4）线索细胞（clue cell）：线索细胞是细菌性阴道病的特征性改变，也是诊断的必要条件。通常线索细胞占全部上皮细胞20%以上者为线索细胞阳性。

86. 细菌性阴道病如何与滴虫性阴道炎、外阴阴道念珠菌病相鉴别？

细菌性阴道病、滴虫性阴道炎、外阴阴道念珠菌病鉴别表

	细菌性阴道病	念珠菌性阴道炎	滴虫性阴道炎
外阴瘙痒	很轻	剧烈	中度
阴道黏膜炎症	轻度或无	中到重度	中到重度
阴道分泌物	中等量增多，白色或灰白色，呈均匀稀糊状黏附在阴道壁	中等量增多，白色，呈豆腐渣样或乳酪状	大量增多，黄色或脓性，稀薄，泡沫状
阴道pH值	≥4.5	≤4.5	常≥5.0
胺试验	有腥臭味	无	有腥臭味
显微镜检查	线索细胞（+），极少白细胞	孢子、假菌丝（+）少量白细胞	阴道滴虫（+）多量白细胞

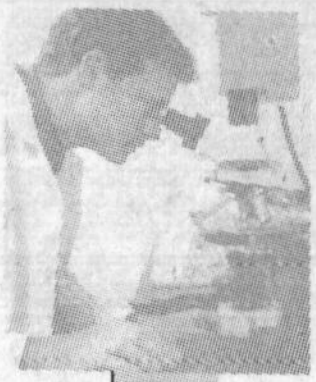

87. 如何治疗细菌性阴道病？

（1）全身治疗：首选甲硝唑。甲硝唑口服，每次 400mg，每日 2 ~ 3 次，共 7 日，或单次服药 2g，必要时 24 ~ 48 小时重复给药 1 次。甲硝唑单次口服不如连用 7 天效果好。或克林霉素口服，每次 300mg，每日 2 次，共 7 日，适用于甲硝唑治疗失败或不能耐受者。

（2）局部治疗：2% 克林霉素软膏阴道涂抹，每次 5g，每晚 1 次，连用 7 天；或甲硝唑泡腾片 200mg，每晚 1 次，连用 7 ~ 14 天，局部用药与口服用药疗效相似，治愈率为 80% 左右。

（3）微生态调节剂：细菌性阴道病的主要病理生理改变是阴道内乳酸杆菌减少，菌群失调引起。故目前国内外开始采用从健康妇女阴道分离出的乳酸杆菌为主要成分制成微生态活菌制剂来治疗细菌性阴道病，取得了标本兼治效果，并从根本上避免了使用抗生素引发的种种弊端，该疗法已成为极具潜力的治疗手段。目前还未被完全证实，但初步取得的疗效似乎是肯定的。

（4）性伴侣的治疗：本病虽与多个性伴侣有关，但对性伴侣给予治疗并未能显著改善治疗效果及降低其复发，因此，性伴侣不需常规治疗。

88. 如何治疗复发性细菌性阴道炎？

对于复发性细菌性阴道炎的治疗，建议重复使用甲硝唑或克林霉素，对于常规治疗效果不佳及反复发作者，应注意排除有无其他感染，如滴虫性阴道炎、沙眼衣原体和支原体感染等。鉴于细菌性阴道病的高复发率，在彻底治疗的同时，应做好随访观察。

89. 细菌性阴道病的治愈标准是什么？

细菌性阴道病的临床治愈标准包括：①临床症状消失，阴道分泌物正常；②阴道 $pH < 4.5$；③加德纳杆菌、线索细胞阴性。

90. 患细菌性阴道病后饮食应注意什么？

（1）忌辛辣食品：如辣椒、姜、葱、蒜等。

（2）忌海鲜发物：如桂鱼、黄鱼、带鱼、黑鱼、虾、蟹等水产品。

（3）忌甜腻食物：油腻食物，如猪油、肥猪肉、奶油、牛油、羊油等，高糖食物，如巧克力、糖果、甜点心、奶油蛋糕等。

（4）忌烟酒。

（5）注意饮食营养：多食具有淡渗利湿的食物，如冬瓜、西瓜、赤小豆等有利于本病的康复。宜多食新鲜蔬菜和水果，宜多饮水，防止合并尿道感染。

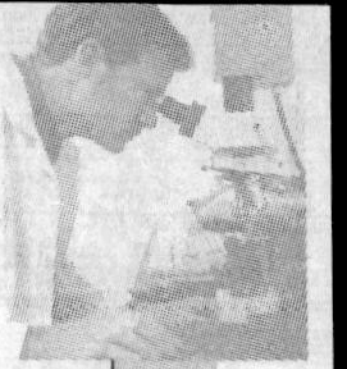

91. 细菌性阴道病是否会影响生育？

细菌性阴道病可以造成阴道内的菌群失调，会影响女性怀孕。因孕期用药禁忌较多，建议患者最好在细菌性阴道病治愈后，再尝试怀孕。对于孕期发现细菌性阴道病的患者，也应采取积极的治疗措施，若治疗不够及时可能会造成早产影响妊娠结局。

92. 妊娠期细菌性阴道病会有什么后果？

妊娠期细菌性阴道病可导致早产、羊膜绒毛膜炎、胎膜早破和低出生体重儿。尤其在妊娠中期（妊娠 16～20 周）合并细菌性阴道病与流产或早产的关系更为密切。细菌性阴道病患者阴道内细菌可通过胎膜进入羊膜腔，导致羊膜炎及羊膜绒毛膜炎，并可进一步发展为胎膜早破、早产和分娩低出生体重儿。

93. 妊娠期细菌性阴道病如何处理？

由于细菌性阴道病能够导致不良的妊娠结局，对任何有症状的孕妇及无症状的高危孕妇（有胎膜早破、早产史者、体重指数 $<19.8kg/m^2$ 者）均需在妊娠期进行细菌性阴道病的筛查和治疗。由于本病在妊娠期有合并上生殖道亚临床感染的可能，美国疾病控制和预防中心推荐对妊娠期细菌性阴道病患者进行以下规范化治疗：口服甲硝唑 200mg，每日 3～4 次，连服 7 天；

或克林霉素300mg，每日2次，连服7天。其他替代方案包括：①单次顿服甲硝唑2g；②0.75%的甲硝唑阴道霜（5g）经阴道给药，每日2次，连续5天。治疗细菌性阴道炎的妊娠妇女应在治疗后1个月进行随诊，以评价治疗是否成功。

94. 哺乳期患细菌性阴道病应该怎样治疗？

哺乳期喂奶期间，若患细菌性阴道病，为防止药物经乳汁分泌进入婴幼儿体内，可阴道内置药治疗。可阴道内放置甲硝唑泡腾片200mg，每晚1次，连用7~14天。

95. 细菌性阴道病治疗期间可否同房以及相应的同房指导？

细菌性阴道病治疗期间，应尽量减少同房次数。细菌性阴道病可在性伴之间交叉传染，因此，治疗期间如果有性生活，应该坚持使用避孕套，避免性伴间交叉传染，同时对反复发作及难治性细菌性阴道病患者的性伴侣应采取适当的治疗措施。

96. 细菌性阴道病治疗期间性伴侣是否需要同时治疗？

本病虽与多个性伴侣有关，但对性伴侣给予治疗并未能显著改善治疗效果及降低其复发，因此，性伴侣不需常规治疗。但对反复发作或难治性细菌性阴道病患者的性伴，应给予同时

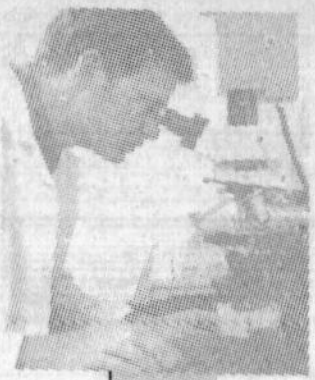

治疗，具体方法可采用克林霉素 300mg 口服，每天 2 次，共 7 天。

97. 如何预防细菌性阴道病？

1. 加强阴道自卫功能，保持阴道酸性环境，阴道内不能自行随意灌洗或用药，必须用药时应遵照医生处方。

2. 重视生殖健康理念：不用公共场所浴盆或坐式马桶；不穿紧身不透气的裤袜；不与多个性伴侣发生性行为；注意平时性生活的卫生健康。

3. 尽量避免长期滥用抗生素或激素类药物。

4. 孕期加强检查：常规检查孕妇阴道分泌物可以早期发现、早治疗该病。

五、老年性阴道炎

98. 老年人也会得阴道炎吗？

几乎每一位妇女在一生中至少患过1次阴道炎。在正常情况下，阴道中有很多的细菌，但由于阴道与这些细菌之间形成了巧妙的生态平衡，因而正常情况下不会发生阴道炎症。如果阴道和细菌之间的生态平衡遭到破坏，或者外来的细菌微生物大量繁殖，就会引起不同程度、不同类型的阴道炎。因为老年妇女体内激素水平的变化，阴道萎缩，局部的抗病能力减弱，很容易受到细菌的侵袭，所以绝经后妇女也会得阴道炎，即老年性阴道炎。

99. 什么是老年性阴道炎？

老年性阴道炎又称萎缩性阴道炎，是一种非特异性阴道炎，常见于绝经后的老年妇女。因卵巢功能衰退，雌激素水平降低，阴道壁萎缩，黏膜变薄，阴道上皮细胞内糖原含量减少，导致阴道内 pH 增高，局部抵抗力降低，致病菌容易侵入繁殖引起阴道炎症。据统计，妇女绝经后，约有 30% 的人会发生老年性阴道炎，严重影响老年妇女的身心健康和生活质量。此外，手术切除双侧卵巢、卵巢功能早衰、盆腔放疗后、长期闭经等体内雌激素水平低下均可引起本病发生。

100. 绝经后阴道环境有哪些变化？

正常育龄妇女卵巢分泌雌激素，使阴道黏膜上皮增生肥厚，抗菌能力很强。妇女绝经后，卵巢功能衰退，雌激素水平降低，上皮细胞内糖原含量减少，阴道内 pH 值上升，由酸性变为碱性，不利于阴道内乳酸杆菌生存，致使阴道自净作用减弱，同时，由于阴道壁萎缩变薄，血运不足，使局部抵抗力降低，易受阴道内其他寄生菌群感染而引起老年性阴道炎。常为一般条件致病菌感染，如葡萄球菌、链球菌、大肠埃希菌或厌氧菌等。

101. 绝经后女性外阴瘙痒就是老年性阴道炎吗？

外阴瘙痒可以是阵发性发作的，但是也可以为持续性的，多波及整个外阴部，但也可能仅局限于某部或单侧外阴。仅从外阴瘙痒就判定患老年性阴道炎是不准确的，因为一些不良卫生习惯或不注意外阴局部清洁，皮脂、汗液，甚至尿粪浸渍，长期刺激外阴均可引起瘙痒，穿着不透气的化学纤维内裤可因湿热淤积而诱发外阴瘙痒，还有阴虱、疥疮也可导致发痒，卫生护垫也会导致阴部瘙痒，所以出现外阴瘙痒需先排除有无上述的因素存在。

102. 绝经后女性阴道溢液就是老年性阴道炎吗？

绝经后妇女患老年性阴道炎可以出现阴道溢液，但阴道溢液不是老年性阴道炎的唯一表现，因为细菌阴道病、霉菌性阴道炎、滴虫性阴道炎、恶性肿瘤（如宫颈癌、子宫内膜癌、输卵管癌）也会出现阴道溢液，所以绝经后出现阴道溢液要及时就诊，确诊是否患老年性阴道炎，并排除其他疾病。

103. 老年性阴道炎为什么容易反复发作？

绝经后妇女的老年性阴道炎，顾名思义，这种阴道炎与老年有关，是绝经后体内生理变化及阴道环境变化造成的。绝经后的老年人最显著的生理改变是卵巢萎缩，雌激素水平的显著低落可引起阴道酸碱度由弱酸性转变为中性或弱碱性，有利于条件致病菌的生长繁殖，进而就会“兴风作浪”，引起阴道炎症。故体内雌激素水平过低得不到改善就容易反复发生老年性阴道炎。

104. 老年性阴道炎有哪些临床表现?

老年性阴道炎的临床表现有:①主要症状为阴道分泌物增多及外阴瘙痒、灼热感。阴道分泌物稀薄,呈淡黄色,严重者呈血样脓性白带,并有恶臭,可伴小腹坠痛;②常伴尿路感染,表现轻度尿频、排尿痛或尿失禁等;可有头晕、疲乏、失眠、乏力等神经衰弱症状;③妇科检查:可见阴道呈老年性改变,黏膜皱襞消失、萎缩、菲薄,阴道黏膜充血,并有点状出血小红斑,有时形成浅表溃疡,若溃疡面与对侧阴道壁粘连可引起部分阴道壁互相粘连,严重时可造成阴道狭窄甚至闭锁。炎症分泌物引流不畅可形成阴道积脓甚至宫腔积脓,目前这种情况少见。分泌物涂片检查:显微镜下见大量基底层细胞及白细胞,无滴虫及假丝酵母菌。

105. 老年性阴道炎是如何诊断的?得了老年性阴道炎应该做哪些检查?

老年性阴道炎根据年龄及临床表现,诊断一般不难,但应排除其他疾病才能诊断。对有血性白带者,应与子宫恶性肿瘤鉴别,须常规做宫颈刮片,必要时行分段诊刮术。

常见的检查项目有:①妇科检查,通过常规妇科检查,初步筛选可能性疾病,并取分泌物标本做必要的检查;②阴道分泌物检查,检查阴道清洁度,是否有霉菌、滴虫、细菌(线索细胞、脓细胞)感染;③阴道分泌物培养,检查是由哪种病原菌感染，为医生提供准确的诊断依据；④药物敏感试验，检测病原菌对哪种药物敏感，可以针对性用药，提高治疗效果。

106. 老年性阴道炎应该与哪些疾病相鉴别?

对有血性白带者，应与子宫恶性肿瘤相鉴别，需常规做宫颈细胞学检查，必要时行分段诊刮术。对阴道壁肉芽组织及溃疡需与阴道癌相鉴别，可做局部活组织检查。

107. 老年性阴道炎需要治疗吗?

临床上诊断的阴道炎一般都需要治疗，如滴虫性阴道炎要治疗，霉菌性阴道炎也是应该治疗。老年性阴道炎要看情况，因为老年性阴道炎跟前面所说的情况不太一样，一般岁数大的妇女才有老年性阴道炎，绝经后卵巢功能逐渐衰退，雌激素的分泌减低，阴道本身的自净作用防御功能大大降低，容易发生细菌感染。老年妇女得了老年性阴道炎在排除了其他妇科疾患的前提下，可以自我防护或在家进行简单的治疗，但对于自我治疗无效或症状明显者应在医生指导下进行治疗，因为老年性阴道炎的根本原因是雌激素低下引起的，所以要用雌激素治疗，但是终身使用还是用一定的时间，要权衡利弊来判断，没有禁忌证的情况下最好局部使用。

108. 老年性阴道炎如何自行进行治疗?

主要治疗措施：注意个人卫生，勤换内裤，注意外阴清洁。

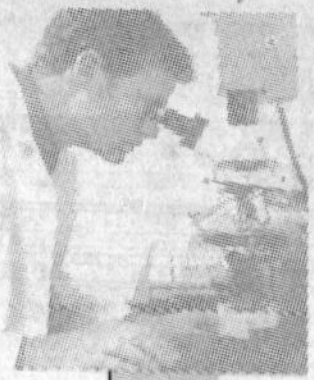

内裤、毛巾用后应煮沸消毒。多吃含丰富维生素的食物，如新鲜蔬菜和水果。如果外阴有瘙痒或灼热感，可用温水熏洗外阴。

109. 老年性阴道炎用什么药?

老年性阴道炎的治疗原则：增加阴道抵抗力及抑制细菌的生长。

（1）增加阴道酸度：用1%乳酸液或0.1% ~0.5%醋酸液冲洗阴道，增加阴道酸度，抑制细菌生长繁殖。

（2）阴道内使用抗生素：如甲硝唑或氧氟沙星等。

（3）增加阴道抵抗力：炎症较重者，需应用雌激素制剂。雌激素可以局部给药，也可以全身给药。

110. 得了老年性阴道炎吃什么药好?

绝经妇女患老年性阴道炎无需口服用药，一般的老年性阴道炎通过局部阴道用药即可解决问题，药物吸收至体内的量非常小。对于老年性阴道炎较重者，需用雌激素制剂时最好局部给药，因为口服雌激素会增加乳癌、子宫内膜癌的发生率。另外，雌激素分两大类，一是天然的，二是人工合成的。通过化学合成的雌激素，会增加肝脏分解代谢负担，不良反应较大。因此，目前临床上都推荐使用天然雌激素。

111. 老年性阴道炎常用的外用药物如何使用?

目前可用于老年性阴道炎的外用药物很多，如可宝净、更宝芬（二者均含雌激素成分）、甲硝唑泡腾片、保妇康栓等，无论哪种药物，均应该在确诊之后使用。可以按照说明，但最好在医生的指导下规范使用，不能有阴道不适就随便放药，症状消失就停用，不规范的治疗会出现老年性阴道炎的反复发作，产生耐药性，延长治愈时间，并增加了治疗费用。

112. 老年性阴道炎应用雌激素应注意什么?

对于老年性阴道炎较重者，需应用雌激素制剂。雌激素可以局部给药，也可以全身给药。补充少量雌激素，可使阴道黏膜增厚，增加抵抗力。但必须指出，长期补充雌激素应选用最低的有效剂量，并辅以适量孕激素，这样会更加安全。因为长期较大剂量使用雌激素可刺激乳腺和子宫内膜的异常增生，有乳腺癌和子宫内膜癌症高危因素者禁用或慎用雌激素。建议患者在医师指导下正确使用雌激素。

113. 得了老年性阴道炎如不治疗会自己好吗?

一般很难自愈，因为老年性阴道炎是体内雌激素水平低下、

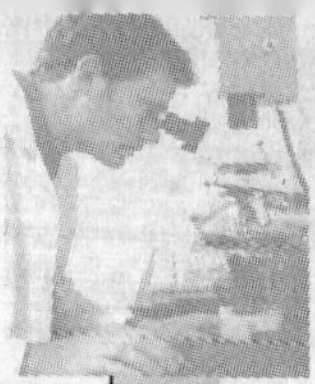

局部抵抗力降低，致病菌容易侵入繁殖引起的，主要在于预防。老年妇女在生活中要特别注意自我护理、讲究卫生，以减少阴道继发感染机会。

114. 老年性阴道炎会传染吗？会不会有后遗症？

老年性阴道炎不会传染。老年妇女分泌雌激素的卵巢开始萎缩，雌激素减少除了影响心血管系统、泌尿系统、骨骼系统外，阴道壁也会发生一系列变化（阴道壁萎缩，黏膜变薄，局部糖原含量降低，pH 值升高等）。这些变化的结果使保护阴道的自然因素减弱，致病菌会乘虚而入，开始生长繁殖，引起炎症，不具有传染性。一旦发现老年性阴道炎，要及时积极治疗，如果治疗及时，不会留有任何后遗症。

115. 得了老年性阴道炎需要注意什么？

老年性阴道炎是危害老年妇女身体健康的重要妇科炎症之一，严重影响了她们的晚年生活。所以，老年性阴道炎患者需要注意：不要滥用药物、禁止用热水烫洗外阴、注意外阴清洁方式、注意性生活方式、保持良好的个人卫生习惯。除了需要在日常生活中注意以上事项外，老年性阴道炎患者还需要及时到医院检查，明确致病菌后采取针对性治疗措施。

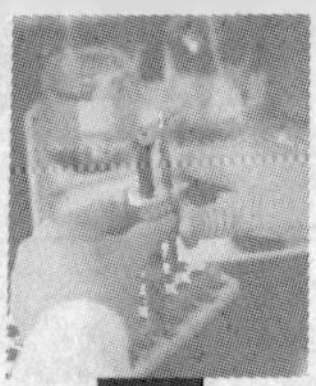

116. 老年性阴道炎在生活中如何自我防护?

妇女绝经后约有30%人会发生老年性阴道炎，因此，老年妇女在生活中要特别注意自我护理，减少阴道感染的机会。防护措施有：

（1）不要因外阴瘙痒而用热水烫洗及用手抓挠外阴，这样做虽然能暂时缓解外阴瘙痒，但会使外阴皮肤干燥、粗糙甚至挠破，不久瘙痒会更明显。清洗外阴时宜使用温水。

（2）内裤要宽松舒适，选用纯棉布料制作。患病期间每日换洗内裤，且内裤、毛巾用后应煮沸消毒。

（3）外阴出现不适时不要乱用药物。因为老年性阴道炎的细菌多为大肠杆菌、葡萄球菌等，所以不要乱用治疗霉菌或滴虫的药物，这样会适得其反。

（4）平时注意卫生，减少患病机会。不要为了“消毒杀菌”就使用肥皂或各种药液洗外阴，因为使用肥皂等刺激性强的清洁用品清洗外阴时，会加重皮肤干燥，引起瘙痒。

（5）选用的卫生纸应该带有“消准”字样。自己的清洗盆具、毛巾不要与他人混用。

（6）老年妇女阴道黏膜菲薄，阴道内弹性组织减少，过性生活时有可能损伤阴道黏膜及黏膜内血管，使细菌乘机侵入，所以在性生活前将阴道口涂少量油脂，以润滑阴道，减小磨擦。

（7）久治不愈时，应做进一步检查，避免延误其他疾病的诊治。

（8）对于反复发作的老年性阴道炎，在医生的指导下阴道局部使用雌激素。

117. 患老年性阴道炎能过性生活吗？

本病急性期有脓性白带或血性白带，性交可引起局部黏膜撕裂、出血、疼痛，加重感染，应禁止性生活。但病状消失后，应及时恢复性生活却有好处。规律的性生活还可延缓阴道的过度萎缩。值得注意的是，病愈后白带消失，阴道往往变得干涩，性交出现疼痛。此时性交前应对女方的性敏感区作较长时间的爱抚，除了避免动作粗暴外，可涂一些四环素眼药膏于阴道口及龟头，既可增加润滑度、消除疼痛，又可杀菌，防止阴道初愈的创面发生粘连。

妇女绝经后应经常清洁外阴，保持外阴干燥，有房事者要注意性卫生。一般房事前在阴道外1/3部位抹点润滑剂，如石蜡油、30%甘油、避孕胶冻和雌激素软膏，能使局部状况得到改善，有益于夫妻身心健康。

六、婴幼儿阴道炎与其他

118. 什么是婴幼儿外阴阴道炎?

婴幼儿外阴阴道炎是女性婴幼儿最常见的妇科疾病，多发生在5岁以下幼女。婴幼儿因为外阴、阴道又痛又痒，往往坐卧不宁，哭闹不停，常弄得父母烦恼不已。再者，因为一般不对幼女进行阴道检查，故患儿初患阴道炎时，漏诊和错治率极高。当患儿的病情发展到出现阴道流脓，自诉阴道灼痛、瘙痒时，多已合并尿道和膀胱的感染，出现尿频、尿急、尿痛等明显症状。此时，虽然可明确诊断为阴道炎，但家长和医师又常顾忌为患儿直接进行阴道治疗，会破坏处女膜，而往往采用治

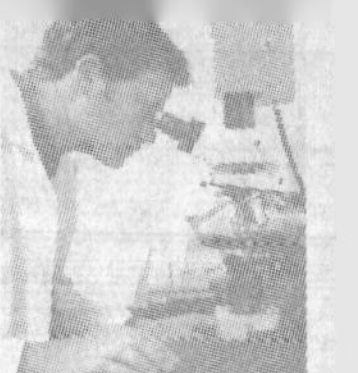

疗效果较差的外阴清洗、口服和注射药物的方法进行治疗，这样会使患儿的病情久治不愈，引起许多并发症，从而影响了患儿泌尿系统及生殖器官的正常发育，甚至会妨碍其成年后的婚姻生活和正常生育。因此，婴幼儿阴道炎不可忽视。

119. 为什么婴幼儿会患阴道炎？

婴幼儿患阴道炎常有以下原因：①幼年女性的阴道内菌群不像成年女性那样以乳酸杆菌为主，而是以大肠埃希菌及葡萄球菌、链球菌等为主要菌群；酸度也没有成年女性（pH 为 4～4.5）高，pH 在 6～8 之间，体内缺少激素，局部营养较差，阴道上皮菲薄，抵抗力低；②幼女的小阴唇尚未发育，对阴道口遮盖不全，阴蒂、前庭及尿道均暴露在外，使病菌极易经处女膜孔向上、向深蔓延而引起阴道炎；③幼女穿开裆裤使外阴裸露，且有时随意乱坐，故外阴易受到外界环境中的致病菌、寄生虫、原虫等的侵袭而发生外阴炎；④医师对婴幼儿外阴炎的漏诊、错治，使外阴炎蔓延成阴道炎；⑤母亲患有阴道炎时，常通过母亲的手、衣物、毛巾、浴盆等间接地传染给幼女；⑥婴幼儿好奇，在阴道内放置橡皮、纽扣、果核、发卡等异物，造成继发感染。

120. 婴幼儿外阴阴道炎有哪些？

根据病因，大致分为非特异性和特异性两种。

非特异性外阴阴道炎包括：①寄生虫性外阴阴道炎，如蛲虫引起的继发感染，临床最为常见；②异物性阴道炎：婴幼儿出于好奇或玩耍时不慎将花生米、发夹、果核、纽扣等异物塞入阴道内，异物在阴道内磨擦损伤阴道上皮，引起继发性感染；③幼女细菌性外阴阴道炎：因会阴卫生不良或抵抗力低下，大肠埃希菌及葡萄球菌、链球菌等继发感染所致。

特异性外阴阴道炎：由具体的致病菌引起，包括滴虫性外阴阴道炎、假丝酵母菌阴道炎、淋菌性外阴阴道炎等。

121. 婴幼儿外阴阴道炎如何检查？

如果女婴幼儿出现不停搔抓外阴，哭闹不安时应考虑婴幼儿外阴阴道炎，需要做的检查：①患儿有无卫生不良史或其母有滴虫、霉菌性阴道炎史；②外阴红肿，分泌物增多，甚至可见皮肤破溃、糜烂或小阴唇粘连；③用棉签取阴道分泌物检查找滴虫、霉菌，同时注意阴道有无异物，大便查蛲虫卵。

122. 如何诊断婴幼儿外阴阴道炎？

根据症状、查体、详细询问女童病情及母亲有无阴道炎的病史，通常可作出初步诊断，用细棉棒或吸管取阴道分泌物找滴虫、真菌菌丝或做涂片染色查细菌（包括淋球菌）、支原体、衣原体，以明确病原体，必要时可做细菌培养。

常见临床表现：阴道分泌物增多，外阴、阴道瘙痒，女童因不能正确描述，表现为坐卧不宁，哭闹不休。不停地用手搔抓外阴，造成外阴红肿，甚至有脓性分泌物。查体所见：由阴

道异物引起的阴道炎脓性分泌多且有臭味；蛲虫引起的阴道炎阴道分泌物呈黄色稀薄脓性物。如急性期处理不及时，可造成两侧小阴唇粘连。

123. 如何治疗婴幼儿外阴阴道炎？

婴幼儿外阴阴道炎需采取综合治疗的方法进行治疗。治疗措施如下：①保持外阴清洁、干燥，减少摩擦：以柔软、清洁的纯棉内裤换掉开裆裤，孩子的母亲还要经常保持幼女外阴及内裤的清洁卫生；②针对病原体选择相应口服抗生素治疗，或用吸管将抗生素溶液滴入阴道；③对症处理：阴道有异物时，应及时取出；有蛲虫者，给予驱虫治疗；小阴唇粘连者应妇科就诊治疗；④幼女合并性病时（如淋病、梅毒、支原体和衣原体感染），家长也应进行检查，发现有异常时，应同幼女一起进行系统的治疗。

需注意的是，当阴道炎、尿道炎、膀胱炎的症状消失，尿液化验及阴道分泌物检查结果均正常后，还应继续口服1周抗生素以巩固疗效。鉴于婴幼儿外阴阴道炎传播的特点，治疗上强调规范、及时、足量用药的同时，还应强调预防观念：一是注意外阴的清洁；二是卫浴用具的单独使用，以防止交叉感染。

124. 婴幼儿外阴阴道炎不治会好吗？

多数人认为，阴道炎是成年已婚妇女才患的疾病，其实临床上幼女性外阴阴道炎也不少见。幼女性阴道炎多是由外阴炎治疗不当蔓延而来。由于一般不对幼女进行阴道检查，故患儿初患阴道炎时，漏诊和错治率极高。当患儿的病情发展到出现阴道流脓，常会合并尿道和膀胱的感染，出现尿频、尿急、尿痛等明显症状。此时，虽然明确诊断为阴道炎，但家长和医生常顾忌为患儿直接进行阴道治疗，会破坏处女膜，采用治疗措施不及时有效。这样就使患儿的病情久治不愈，合并许多并发症，从而影响了患儿泌尿系统及生殖器官的正常生长发育，甚至会妨碍其成年后的婚姻生活和正常生育。因此，幼女性阴道炎不可忽视，很难自行会好，发现后尽早在医生的指导下采取正确的治疗。

125. 两岁以下的幼女为什么易患婴幼儿外阴阴道炎？

两岁以下的幼女易患婴幼儿外阴阴道炎的原因有：①幼女外阴发育差，缺乏雌激素，阴道上皮抵抗力低，易受感染；②幼女穿开裆裤使外阴裸露，且有时随意乱坐，故外阴易受到外界环境中的致病菌、寄生虫、原虫等的侵袭，发生外阴炎阴道炎；③幼女的小阴唇尚未发育，对阴道口遮盖不全，使病菌极易经处女膜孔向上、向深蔓延而引起阴道炎；④母亲患有阴道炎时，可间接地传染给幼女。

126. 婴幼儿得阴道炎怎么办？

婴幼儿得阴道炎经过治疗是会好的。平时要保持婴幼儿的

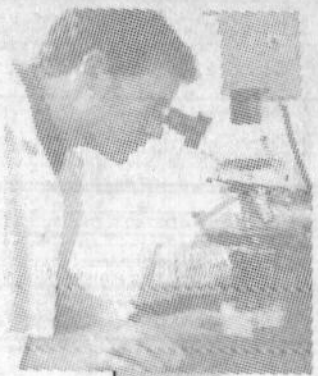

外阴部清洁卫生，清洗外阴的器具专人专用，内裤不要混洗。应使用吸水性强、透气性好的尿布和内裤，勤洗换保持卫生，大便后要清洗外阴，谨防粪便不能擦净而污染会阴部。尽早穿合裆裤，减少阴部外露污染的机会。如有异物必须取出，在医生指导下向阴道内滴入与病原菌相应的药物。

127. 女婴幼儿患外阴阴道炎如何护理？

父母对女婴幼儿的外阴护理十分重要，应从以下几方面注意。

（1）使用布尿布，因为布尿布透气好、便于消毒。女婴幼儿到了 1 岁以后最好穿满裆裤，以减少外阴被污染的机会。

（2）女婴幼儿的衣物最好单独洗涤，避免将他人的病菌传染给女婴幼儿，特别是父母有性传播疾病时更应注意。

（3）给女婴幼儿清洗外阴时，要将大阴唇分开，把小阴唇外侧的分泌物洗净。最好用清水清洗，不要使用肥皂，因为碱性环境不利于抵御细菌。在护理外阴或换尿布前，父母要先洗净自己的手。

（4）不要带女婴幼儿去卫生条件不好的浴室、游泳馆等，以防感染。

（5）合理使用抗生素。盲目大量或长期使用抗生素，可造成婴幼儿真菌性外阴阴道炎。

（6）给女婴幼儿擦拭大便时，应由前向后擦，避免将大便污染到女婴幼儿的外阴，大便后要用温水将女婴幼儿外阴及肛门洗净。

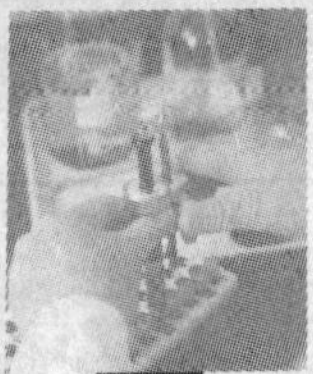

（7）给女婴幼儿单独使用毛巾、坐浴盆，并经常煮沸 30 分钟及暴晒进行消毒。一旦发现女婴幼儿外阴处有上述症状时，父母要及时带孩子到正规医院诊治。